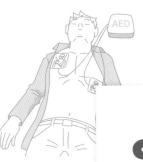
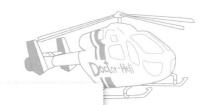

よくわかる
みんなの
救急

**ガイドライン
2020対応**

坂本哲也 編

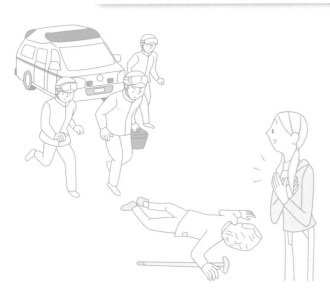
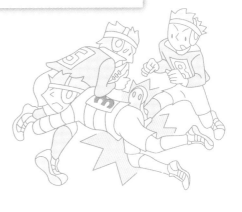
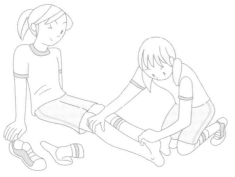
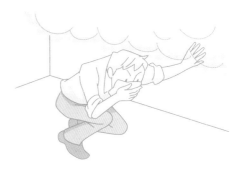

大修館書店

救急車の呼び方

　応急手当はあくまでも一時的なものであり，傷病者をなるべく早く救急隊員や医師に引き継ぐことが重要です。そのためには，救急車になるべく早く救急現場に到着してもらう必要があります。以下の手順と注意点を知っておきましょう。

　119番通報をすると，消防署の通信指令員が以下のように質問します。通報者から一方的に話さず，通信指令員の質問に落ち着いて答えてください。

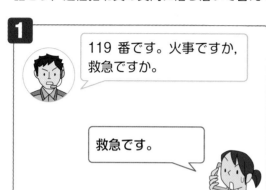

1

119番です。火事ですか，救急ですか。

救急です。

2

どうしましたか。

「交通事故です」，「人が倒れています」 など。

＊「車にはさまれている」「ランニングをしていて倒れた」 など，できるだけ具体的に伝えます。

3

そこは，何市（区），何町，何番，何号ですか。

（交通事故の場合の例）○○市○○町の，△△通りの□□交差点です。
（自宅の場合）○○市○○町○丁目○番の□□宅です。△△郵便局の近くです。

＊固定電話からの通報の場合は発信地表示といって，消防署のシステムで地図画面に発信元の電話番号がある場所の地図が自動的に表示されます。この場合は，消防署から「△△郵便局の近くですね」と確認されます。

発信地表示システム

4

あなたのお名前を教えてください。

名前は
○○○○です。

＊傷病者の状態によっては応急手当が指導されます（口頭指導）。落ち着いて通信指令員の言うことを聞いて応急手当を行ってください。

＊現場の状況の再確認や詳細な情報を得るために，消防署から通報した電話に再度連絡があることがあります。

＊119番通報後も，救急隊が到着するまで，応急手当や傷病者状態の観察を可能な限り継続し救急隊員に引き継ぎます。

📱 **携帯電話から119番通報する場合の注意点**

❶スマートフォンに GPS システム（位置情報計測システム）機能がある場合は，発信地表示により，消防署通信指令室の地図画面に電話した場所付近の地図が自動的に表示される地域もあります。ただし，位置情報が不明確な場合もあるので，住所と目標物が確認されます。

❷移動しながらだと通話が切れることがあるので，止まってかけるようにします。

はじめに

　私たちの身のまわりには，普段は気づかない危険がたくさん隠れているだけでなく，健康なときには思いもしなかった病気が突然おそいかかってくることもあります。毎日の生活の中で，このような危険や病気のことを考えているでしょうか？

　多くのみなさんは，「縁起でもない」と悪いことは考えないようにしたり，ときどき思い出して，心配することがあったりしても，すぐに忘れてしまっていることでしょう。しかし，明治時代に寺田寅彦博士が残した有名な「天災は忘れた頃に来る」の言葉のとおり，事故や災害には思いがけないときに出会うことになります。

　では，みなさんはお知り合いの方が目の前で，けがや急病になったとき，どうしますか？　すぐに119番通報をして救急車を呼びますか？　その方に付き添って近くの医療機関に行きますか？

　どちらも大切な行動ですが，適切な判断をするためには，けがや急病についての基本的な知識が必要です。けがや急病が命に関わるような重いものであったら，119番通報をするだけでは足りないかもしれません。なぜなら，救急車を呼んでから現場に到着するまでは，平均で約9分かかるからです。もし，突然，心臓が止まってしまったり，のどに物が詰まって息ができなくなったり，大けがで太い血管から出血をしていたら，救急車が来る前に手遅れになってしまうかもしれません。

　それでは，みなさんはどうしたらよいのでしょうか？

　救急車が来るまでの間に，けがや病気の人がそれ以上悪くならないよう応急手当をしてあげることが一番大切なことです。応急手当には，そのときの状況により，危険な場所から移動して二次災害を防ぐこと，心肺蘇生やAEDを使用すること，けがの痛みをやわらげたり，悪化を防ぐために手を貸すことなど，いろいろな方法があります。

　本書では，いざというときに役立つように，みなさんに知っていただきたいけがや急病についての知識と，それらに対する応急手当の方法をできるだけやさしく説明しています。救急蘇生法を学ぶことで，みなさんの誰もが尊い命を救うことがで

きるようになります。また，いろいろなけがや病気に対する応急手当を学ぶことで，どのようなときに119番通報をしたり，医療機関に連れて行けばよいのかがわかるようになります。

このような応急手当だけでなく，いつやってくるかわからない災害への備えと心がまえ，24時間365日みなさんを守っている救急車や救急医療体制のしくみについても説明を加えました。

本書を読まれたみなさんが，「いざというとき」に出会ってしまった際に，少しでも何かをしてあげる勇気を出せるように背中を押してあげることができたらという思いを込めさせていただきました。

本書を通して，応急手当についての知識を身に付けるだけでなく，命の大切さをもう一度みなさん自身で確かめていただき，けがや病気の予防や安全にも心を配って，健康な毎日を過ごしていただければ幸いです。

2023年1月
編著者を代表して

帝京大学医学部救急医学講座　教授
坂本哲也

目 次

第1章 私たちが，救急蘇生法について学ぶ意味

第2章 私たちの命を脅かすもの

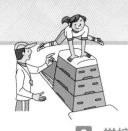

第3章　学んでおきたい救急蘇生法の基礎知識

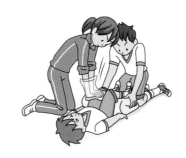

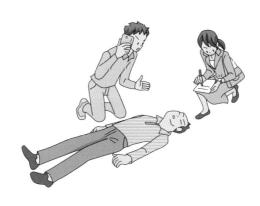

第5章 災害への備えと心がまえ

第6章 救急医療体制のしくみ

第1章

私たちが, 救急蘇生法について 学ぶ意味

　目の前で事故が発生したとき, けがや急病の人に出会ったとき, 私たちは, まず何をすればよいのでしょうか。すぐに119番へ電話したり, 医師を呼んだりすることを考えると思いますが, それなのに, どうしてわざわざ, 救急蘇生法について学ぶのでしょうか。

　私たちが, どうして救急蘇生法について学ぶのか, その必要性と目的について考えてみましょう。

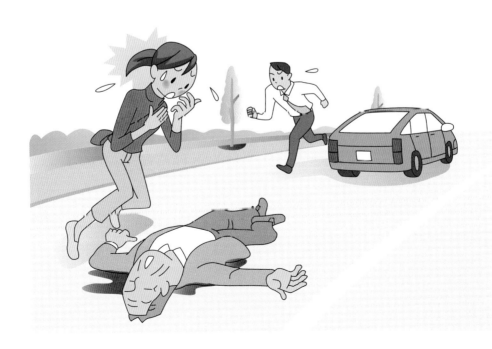

1 事故や急病には，一刻を争う手当が必要なことがある

　事故や急病は，いつ，どこで，どのように発生するか予知することができません。

　たとえば，厚生労働省が出している「人口動態統計」によれば，不慮の事故は重要な死亡原因の一つであり，その内容には交通事故，転落事故，溺水事故など，さまざまなものがあります。これらの事故の場合，たとえ医師が急いで駆けつけたとしても，命を救えないこともあります。しかしその場にいた人が，すぐに適切な対応をしていたら救えたかもしれない，命があることもまた事実です。

　このように，一刻を争う手当が必要な場合，救急車や医師の到着を待っていては手遅れになってしまうことがあります。その場にいる人が，手当に関する知識と技術を習得しており，すぐに対応することができれば，かけがえのない命を救うことができる可能性があるのです。

　医師，救急救命士，救急隊員という限られた人だけでなく，すべての人にいざというときに必要となる知識と技術を習得しておいて欲しいというのは，命を救うために必要なことだからです。

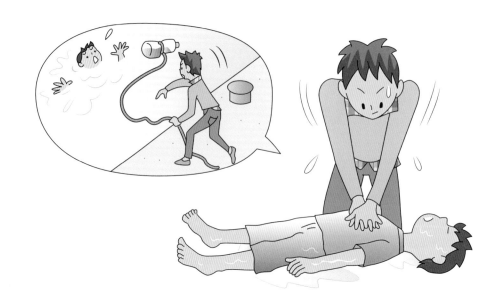

2 けが人や急病人の苦痛を やわらげ，悪化を防ぐ

　けがや急病には，前述のように一刻を争って手当をしなければ，命を救えない場合と，それほど急がなくてもよい場合とがあります。仮に，命に関わるような場合でないとしても，救急車や医師が到着する前に，その場にいる人が，その場にある物を使って手当をしたり，けがや急病人を安全な場所へ移したりといった適切な対応をとることができれば，けが人や急病人の悪化を防ぎ苦痛をやわらげるだけでなく，その後の治療を早めることにも役立ちます。

　医療の専門家ではない一般の人が，けが人や急病人に出くわした際に迅速な手当を行うことには多くの利点があり，今や不可欠なものになっています。

　そこで，どんなときにどのように対応すればよいのか，日ごろから正しい知識や技術を身に付けておき，緊急事態が発生した場合には，すぐに対応できるように練習しておくことが役に立ちます。そのために学ぶのが救急蘇生法です。

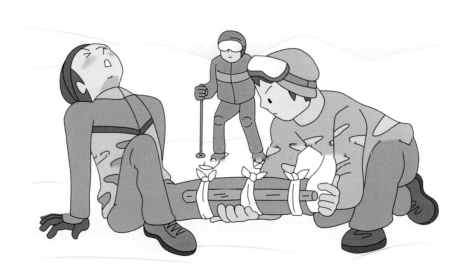

3 事故防止や安全に対する意識が高まる

　もっとも大切なことは，救急蘇生法が必要となるようなけがや病気をしないことです。

　事故が起きたらどうするかを考えることも必要ですが，まず事故を起こさないように予防することが大切です。救急蘇生法を学ぶことによって，事故防止や安全に対する意識を高め，日常生活の中でも，お互いにルールを守ったり，危険な遊びや行動を避けたり，安全に注意を払うようにしなければなりません。

　その意味でも，この本で学ぶ内容の第1の目的は「事故防止や安全に対する意識を高める」ことにあるといえます。

　交通標語に，「注意1秒，けが一生」というものがありますが，これは「一瞬の不注意で事故を起こしてしまうと，一生涯そのけがで苦しむことになる」という意味です。どんな名医の治療を受けても，なかなか元のようなからだに回復しないばかりか，場合によっては，自分の家族をはじめ，多くの人に迷惑をかけることもあります。

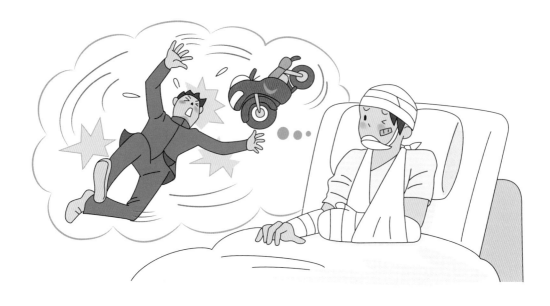

4 救急活動の現状を知る

　市民からの119番通報を受けて、救急隊の活動はどのように行われているのでしょうか。

　2020年には、救急車の出動件数は約593万件で前年に比べ10.6％減少し、搬送された人数は約529万人で前年に比べ11.4％減少しました（図1）。減少の要因として、新型コロナウイルス感染症の拡大による社会活動や人流の抑制があると考えられます。出動理由のうち、もっとも多いのは急病で年々増加している一方、交通事故は年々減少傾向にあります（図2）。

⋮ 図1　救急車の出動件数と搬送された人数の推移

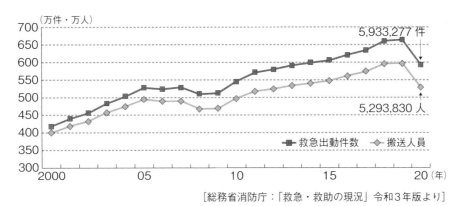

［総務省消防庁：「救急・救助の現況」令和3年版より］

⋮ 図2　救急車出動理由の内訳（2020年）

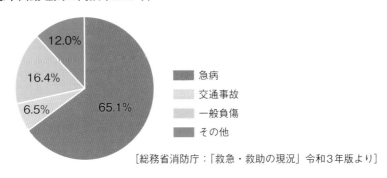

- 急病
- 交通事故
- 一般負傷
- その他

［総務省消防庁：「救急・救助の現況」令和3年版より］

救急搬送された人のうち，高齢者が過半数を占め年々増加しています（図3）。また，傷病の程度別に見ると，約半数は軽症で，重症は8.7％となっています（図4）。救急車が現場に到着するまでの所要時間は全国平均で8.9分，病院収容までの所要時間は，全国平均で40.6分と，年々伸びています（図5）。

∴図3　年齢別に見た
　　　救急搬送割合（2020年）

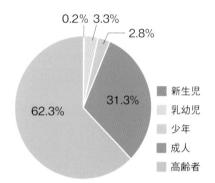

新生児：生後28日未満
乳幼児：生後28日から満7歳未満
少　年：満7歳〜満18歳未満
成　人：満18歳〜満65歳未満
高齢者：満65歳以上

[総務省消防庁：「救急・救助の現況」令和3年版より]

∴図4　傷病の程度別に見た
　　　救急搬送割合（2020年）

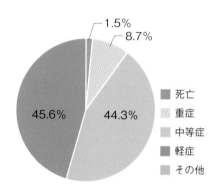

死　亡：初診時において死亡が確認されたもの
重　症：3週間以上の入院と治療が必要なもの
中等症：重症または軽傷以外のもの
軽　症：入院して治療する必要がないもの
その他：医師の診断がないもの，傷病程度が判明しないものなど

[総務省消防庁：「救急・救助の現況」令和3年版より]

∴図5　119番通報を受けてから救急現場到着および病院収容までの時間の推移

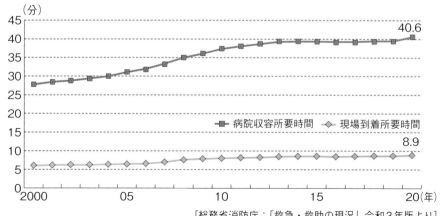

[総務省消防庁：「救急・救助の現況」令和3年版より]

体験者からのメッセージ

1．突然大切な家族の心停止を経験した人から

上野愛美さん

　高校野球の試合中，息子の左胸に打球が直撃し，心肺停止状態になりました。一度は愛しい命を失いかけ，心肺蘇生とAED使用によって救える命があることを知りました。

　たくさんの愛しい人が過ごし，学ぶ，町や学校に一つでも多くAEDを設置し，一人でも多く心肺蘇生ができる勇気を持てたらどんなにすばらしいことでしょう。

　AED設置にも，単なる奇跡ではなく，命を繋げる為に呼びかけたすばらしい軌跡があります。

　私達もこれから一つでも多くの命を繋げていきたいと願っています。

前重奈緒さん

　2004年5月，17歳の息子はたくさんの思い出を残し，私達の元を駆け抜けて逝きました。スポーツ中の突然死でした。

　息子が旅立ってすぐに「AED」を知りました。そして，「勇気を出せば救える命がある」という事を知りました。

　目の前で人が倒れた時，その人を救命するために必要なのは難しい言葉や，複雑なスキルではありません。あなたの2本の腕と少しの知識，そして一歩踏み出す勇気です。あなたの勇気で大切な命を明日に繋げる事が出来るのです。

　心肺蘇生を学び，AEDを知ることで一人でも多くの人が「救命の心」を持って下さることを願っております。

2．救急法を学んでいたおかげで友人を救うことができた！

福田瑞穂さんの場合 ［2013年10月23日］

　私は，リハビリやトレーニング，緊急対応を行うトレーナーというものをやっていて，7時からの早朝練習が終わった昼頃，走っていた男性が，突然ぱたりと倒れました。それを目にした瞬間，私や他のトレーナーは走り出し，彼の無事を確認しにいきました。うつぶせに倒れており声をかけてもきちんとした反応がないので，危ぶんだ私は，彼を仰向け（あおむ）にしました。間もなく，彼の顔から色が消えていき，そして，固まりました。まるで魔法にかけられて石像に変えられたかのように。（これは，本当にやばい）と考えた瞬間私の体が動きました。「AEDと救急車連絡！」仲間に投げ捨てるように伝え，心に決めました。絶対絶対助けないと。

AEDを開け，パッドを取り出したとき手がふるえているのに気がつきました。練習のときとは全く違う雰囲気に戸惑いました。怖いんだ…自覚しました。ただ，得体の知れない「死」と向き合うことに恐怖を覚えたのかもしれません。私の手はこんなに動かないものだったのか，と一瞬驚愕しましたが，一気にAEDのパッドの袋を破りました。全くよくない状況だということだけはわかりました。力の弱い私は全身を預ける勢いで胸骨圧迫を行いました。骨なんか折れたっていい，助かるなら。私の場合，骨を折る勢いでやらないと助からないかもしれない。すべての力，意識，全身全霊をこの手にかけていました。ほかの救助者と交代しながら，倒れた彼にできるかぎり大きな声で，励まし続けました。

　彼の意識がなくとも，彼は聞いていると信じていたからです。「大丈夫」「もう少し」「がんばって」「絶対助かるからね」笑顔で，普段話しかけるように，試みました。私の声がこわばっていたり，弱々しかったりしたら絶対だめだと思いました。先導して救助活動を行っている者として，私はこのように判断したのだと思います。電気ショックを行っても，胸骨圧迫を何度しても全く反応がなくても，彼の名を呼び続けました。絶対助ける。絶対私が助けるんだ。彼だけでなく，自分も救助者も奮い立たせるために。300回ほど胸骨圧迫を行ったときに救急車が到着しました。胸骨圧迫は手首を曲げて行うため，腕時計の跡がくっきり残っていたのを覚えています。

　秋なのに，汗だくでした。その人のことしか，考えることができませんでした。私は，彼を助けること以外に脳が働きませんでした。病院で何時間も待ちました。その後，ベッドで彼が，弱々しくもしゃべり，笑っているのを見て…そこではじめて，心から安心しました。不安もたくさんありましたが，救急法を学んでいたからこそ，いざというときに行動を起こすことが出来たと思っています。

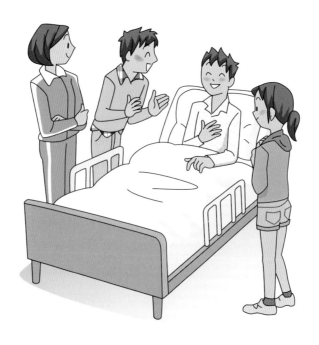

第2章

私たちの命を
脅かすもの

　テレビや新聞では，毎日のように事故によって亡くなった人，けがをした人の様子を報じています。また，私たちの周囲に病気の人がいたり，街の中でサイレンを鳴らしながら走り去る救急車を見かけたり，ときには，事故現場に出くわすこともあります。

　私たちの命は，かけがえのないものですが，ときとして脅かされることがあり，それはまためずらしいことではありません。いったい，どんなときに，どんな理由で脅かされることがあるのでしょうか。

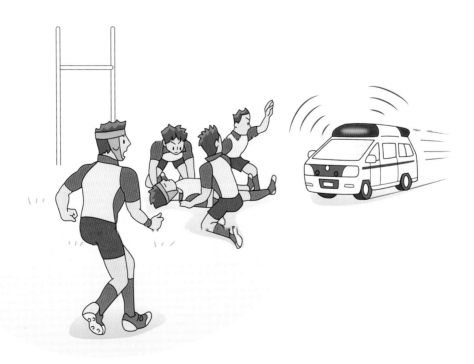

1 大切な命を失ってしまう原因と予防

1 命を失ってしまう原因

　大切な命を失ってしまう原因（死因）とは，どのようなものでしょうか。過去，わが国において，1歳未満を除く子どもの死因の第1位は不慮の事故でした。「不慮の事故」とは，「思いがけない事故」のことで，さまざまな事故防止対策の普及や救急医療体制の改善により，その発生数とそれによる死亡数は減少に転じました。現在では，第1位ではなくなりましたが，不慮の事故は発生数としては依然として多く，その重要性がなくなったわけではありません（表1の青枠）。

　多くの事故は，防止可能です。これらによって命が奪われることは，未然に防がなければなりません。事故は偶然で避けられないものではなく，防ぐ努力によって防止可能なものである，と考えることが大切です。そのほかの重要な子どもの死因としては，悪性新生物や心疾患をはじめとする各種の病気があげられます。闘病生活や運動制限などを受け入れながら学生生活を過ごす友人に対して，あたたかい理解と思いやりが望まれます。また，自殺の増加と若年化も問題になっており，10歳代の死因の第1位も自殺となっています（表1の赤枠）。友人の命を大切に思うのと同時に，自分自身のかけがえのない命にも思いを寄せましょう。

表1　0〜19歳の主な死因と死亡数

	第1位		第2位		第3位		第4位		第5位	
	死因	死亡数	死因	死亡数	死因	死亡数	死因	死亡数	死因	死亡数
0歳	先天奇形等	490	呼吸障害等	211	乳幼児突然死症候群	68	不慮の事故	60	出血性障害等	54
1〜4歳	先天奇形等	98	悪性新生物	52	不慮の事故	50	心疾患	26	呼吸障害等	16
5〜9歳	悪性新生物	88	不慮の事故	45	先天奇形等	44	その他の新生物・心疾患	17		
10〜14歳	自殺	128	悪性新生物	82	不慮の事故	52	先天奇形等	32	心疾患	20
15〜19歳	自殺	632	不慮の事故	161	悪性新生物	126	心疾患	39	先天奇形等	21

[厚生労働省：「令和3年人口動態統計」]

2 ┃ 思いがけない事故による死亡

　思いがけない事故（不慮の事故）による死亡には，交通事故，転倒・転落，溺死・溺水，窒息（ちっそく）などがあり，いずれも防止可能なものです（表2）。

　1歳未満の子どもでは窒息が多く見られますが，年齢が高くなるにつれて溺死・溺水が増え，中学・高校生の年代になると交通事故がもっとも多くなっています。

　交通事故対策は，交通安全の遵守による発生防止に始まります。不幸にして交通事故にあってしまった際の重症度を軽減するためにも，ヘルメットやシートベルトの装着が極めて効果的です。わが国では，オートバイ乗車時のヘルメット着用率は高いのですが，自転車乗車時のヘルメット着用に対する意識が低いのが実情です。交通事故については，この章の2節（☞17頁）で，詳しく説明しています。

（☞17頁）

表2　不慮の事故による子どもの年齢・原因別の死亡数

	0歳	1～4歳	5～9歳	10～14歳	15～19歳
総数	61	50	45	52	162
交通事故	1	12	19	18	106
転倒や転落	—	9	2	4	5
不慮の溺死・溺水	3	13	15	16	26
不慮の窒息	56	11	5	8	5
煙・火・火災への曝露	—	—	1	—	—
その他	1	5	3	6	20
総数（除，交通事故）	60	38	26	34	56

［厚生労働省：「令和3年人口動態統計」］

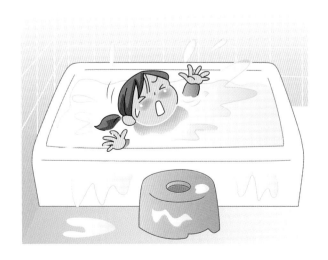
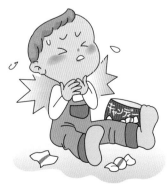

3 若者に多く見られる病気

　若者に多く見られる病気のなかで，命を失ってしまう原因（死因）となる病気の代表的なものが，がん（悪性新生物）と心疾患です。

① がん（悪性新生物）

　がんは，血液を侵す白血病や，肝臓や腎臓などのほかのさまざまな臓器を侵すがん（固形腫瘍）を含みます。がん細胞が増殖し，正常な細胞の働きに障害が出ると命に関わります。最近の医学の進歩によって，一定期間の化学療法・放射線療法や手術などを行うことで，生存率も上がり，完全に治ることも期待できるようになってきました。

　がんは，長い闘病生活が必要です。入院などで学校を長期に休学することがあり，復学しても，学校を休まざるを得ないこともあります。がんによる一時的な体調不

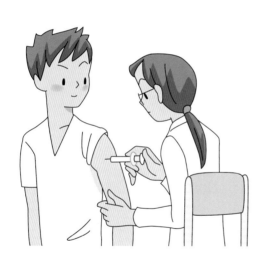

良が原因のこともありますが，退院後にも継続する治療の副作用による場合もあります。もし，まわりにそのような友人がいたら，大切な友人の回復を祈りつつ，思いやりをもって接しましょう。

　また，がんの治療中には，免疫が低下しており，さまざまな感染症に弱くなっている可能性もあります。たとえば，水ぼうそう（水痘）は，

✏ 無菌室（クリーンルーム）とは

　特別な空調設備を使用して，きれいな空気を循環させている部屋。白血病などで抵抗力が落ちている人が，ウイルスなどによる空気感染を防ぐために使用する。

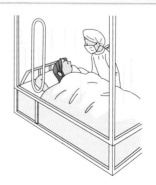

免疫が正常な人の場合には感染しても自然に軽快することが多いですが，免疫が低下している人の場合には，感染すると重篤化し，命を脅かす可能性があります。日ごろから予防できる感染症については，みんなで予防接種をすることが，社会全体として弱者を守る姿勢につながります。

②心疾患

　心疾患は，生まれつき心臓の形に少し異常があったり，心臓の動きが悪くなったりする病気です。もともと異常がなく元気でも，ウイルス感染などによって心臓の筋肉に炎症が起こって動きが悪くなる心筋炎なども含まれます。不整脈も心疾患の一つで，心電図のリズムに異常が出ます。学校心臓検診によって事前に見つかる場合があり，ときに運動制限が医師から指示されることがあります。

　不整脈は，後で説明する心肺蘇生やAED（自動体外式除細動器）の使用がとくに有効な病気の一つです。実際に，不整脈がある子どもが公園で遊んでいるときに発作が起きてしまいましたが，救急隊が来るまで心肺蘇生やAEDの使用がなされず，後遺症が残ってしまったという事例もあるようです。心肺蘇生やAEDの使用に踏み出す，あなたのちょっとした勇気が，友人を救うことにつながるかもしれません。

　そのため，まわりの人たちが一次救命処置をしっかり学び，日ごろから急変時の対応を理解しておくように努めましょう。

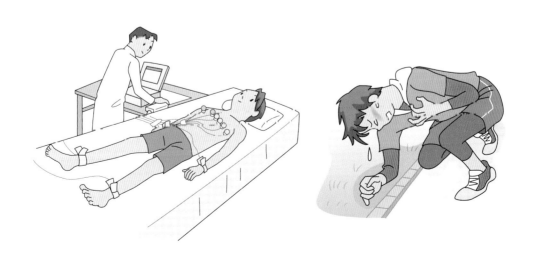

③感染症

　感染症は，ウイルスや細菌などによる病気です。治療法があって治るものもありますが，後遺症を残したり命を失ってしまったりするものもあります。また，ワクチン接種をしたり，感染のきっかけを避ける行動をしたりすることで，予防できるものも多くあります。新型コロナウイルス感染症のような新しいウイルスによる感染症が出現しても，医学の進歩によって短期間でワクチンが開発されるようになりました。ワクチンは，感染症にかかることを防止したり，仮にかかったとしても重篤になることを防いだりします。また，自分自身を守ることに加えて，自分から家族などに感染を広めてしまうことも防ぐことができるのです。正しい知識を得て，ワクチン接種をすることを自らすすんで考えることが大切です。

　子宮頸がんは，がん（悪性新生物）のひとつで，その95％以上がヒトパピローマウイルス（HPV）というウイルス感染が原因です。性交渉を経験する年頃になると，男女を問わず，多くの人々がHPVに感染し，一部の女性が子宮頸がんを発症，または前段階の変化（前がん病変）をきたします。男性でも陰茎がんの原因になったり，男女ともに外陰部のイボ（尖圭コンジローマ）の原因になったりします。子宮頸がんは，日本では年間約1万人の女性が罹患し3千人程が死亡していますが，近年増加傾向にあり他のがんと比較して若い世代での増加が問題となっています（図1）。将来子どもを産む年代，子どもを育てる年代で，子宮頸がんで命を落とすことは，あなた自身だけでなく，あなたの子どもにとっても非常に悲しい出来事です。しかしこれも，HPVに対するワクチンと子宮頸がん検診の組み合わせで，効

図1　子宮頸がんの年齢階級別罹患率（2019年）

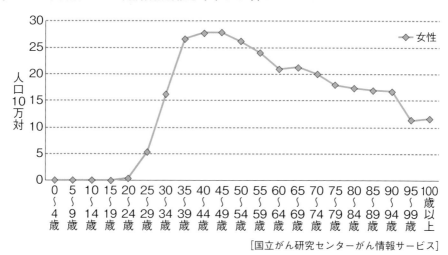

[国立がん研究センターがん情報サービス]

果的な予防対策が可能です。将来，先進諸国の中で日本だけが，多くの女性が子宮頸がんで子どもを産めなくなったり命を失ったり，そして母を失ってしまう子どもたちが増えたりしないよう，正しい理解と予防推進に向けて社会全体で努力してゆく必要があります。

　性感染症は，性行為で感染する病気の総称で，若者にも多くみられる病気のひとつです。上記のHPV感染による尖圭コンジローマや子宮頸がんの他，梅毒，淋菌感染症，性器クラミジア感染症，性器ヘルペス感染症，性器カンジダ症，トリコモナス症，A型肝炎，B型肝炎，毛じらみ症や疥癬など，多くの種類があります。ヒトT細胞白血病ウイルスI型も性感染症のひとつで，白血病や神経難病の原因となることがあります。また，ヒト免疫不全ウイルス（HIV）は，エイズ（AIDS）の原因ウイルスです。これら性感染症は，感染のきっかけとなる行動を避けたり，適切な各種予防対策をとることで感染を阻止することができます。将来の日本にとって大切な若いみなさんが，これらに対して正しく理解し，予防することが大切です。

　以上のとおり，感染症には命に関わる重篤なものありますが，ワクチン接種や検診，さらに感染のきっかけを避ける行動をしたりすることで予防できるものが多くあります。あなた自身も過去，ご両親のご理解のもと，赤ちゃんの頃から実に多くの種類のワクチンを接種してきており，その恩恵で今まで健康に成長してこれたのです。機会があれば，あなた自身の母子健康手帳のワクチン接種の記録を見てみてください。きっと，ご両親の愛情を感じることができるでしょう。そして次は，あなたのお子さんに，愛情のひとつとしてワクチン接種を勧める立場になるのです。是非，正しい知識を得て，理解を深めていってください。

　最後に，感染症には歴史的にさまざまな誤解や偏見がついてくることがありました。ハンセン病は，末梢神経と皮膚に病変を起こす病気で，確かに感染症のひとつではありますが感染力自体は非常に弱く，治療法も確立されていて，早期発見と適切な治療により後遺症も残りません。しかし，患者に対してさまざまな偏見や差別と隔離とが長く続いていました。上記の性感染症の範疇の各種感染症も，性行為以外の感染経路もありますので，感染してしまった方々に対して，病名だけで誤解や偏見，差別的対応をすることは絶対に避けなければなりません。そういう観点でも，正しい知識を得ることの重要性を理解することと，感染してしまった方々の身になって考える姿勢を大切にしましょう。

4 自分の命にも思いを寄せる

　思いがけない事故や病気だけでなく，自らの命を絶ってしまうという行為である
自殺は，10歳代における最大の死亡原因となっています。とくに，近年の10歳代
前半の自殺増加は，大変憂慮すべき事態です（図2）。新型コロナウイルス感染症
の拡大が，子どもたちに多くの精神的ストレスを抱えさせてきたことも指摘されて
います。

　友人の命を大切に思うのと同時に，自分自身のかけがえのない命にも思いを寄せ
ましょう。苦しいときには誰かに相談してみましょう。近くに相談できる人がいな
いと感じている人は，電話相談を利用してみるのも一つの方法です。

　図2　自殺死亡数の変遷（2005年を1としたときの比）

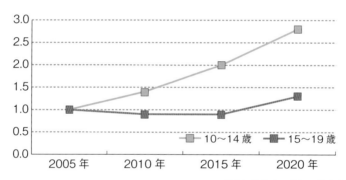

[厚生労働省：「人口動態統計」より]

📱 18歳までの子どものための相談先情報

チャイルドライン® 18さいまでの子どもがかけるでんわ
　http://www.childline.or.jp/
新型コロナウイルスと子どもたちのストレスについて（国立成育医療研究センター）
　https://www.ncchd.go.jp/news/2020/20200410.html

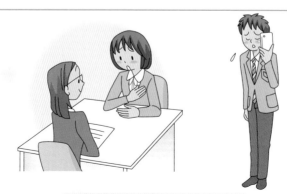

一人で苦しまず，誰かに相談する

1 交通事故の現状

　わが国の交通事故による死者数は，かつては年間1万人をこえていましたが，1990年代以降年々減少しています。しかし，2020年においても，いまだ約2,800人が死亡しています。また，交通事故による死者数を年齢層別で見ると，65歳以上の高齢者が多いことがわかります（図3）。

⋮ 図3　交通事故死亡者数の推移

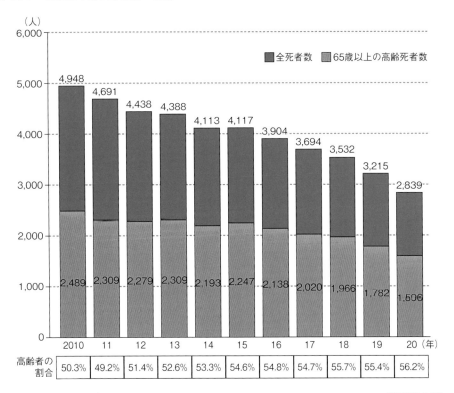

	2010	11	12	13	14	15	16	17	18	19	20 (年)
高齢者の割合	50.3%	49.2%	51.4%	52.6%	53.3%	54.6%	54.8%	54.7%	55.7%	55.4%	56.2%

［警察庁より］

2 交通事故による死亡への対策

交通事故による死亡者の減少には，次の3つの対策の効果が大きいといわれます。

①法的整備と交通環境の整備

交通事故を根絶することを目指して，道路交通法が数年ごとに改正されています。シートベルトやチャイルドシートの着用が義務付けられ，飲酒運転や無免許運転のような危険な運転に対しては，厳しい罰則が科せられるようになりました。さらに，自転車運転の違反に対しても講習や罰金が科せられるようになっています。また法律だけでなく，環境整備による事故を起こしにくいような工夫も進められています。狭い道路での自動車のスピードを抑えるための段差（スピードハンプ）や歩道の拡張（コミュニティ道路），立体交差の新設などはその例です（図4）。

②自動車安全対策の技術進歩

自動車そのものの安全性を高めるさまざまな対策もとられています。例えば，衝突時の衝撃を吸収する衝撃吸収ボディやエアバッグ，急ブレーキをかけたときでも車両の進行方向の安定性を保つ車両安定制御システムなどがあります。カメラやレーダーなどを用いた自動ブレーキなども開発と装備が進んでいます（図5）。

図4　交通環境の整備の例

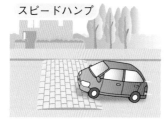 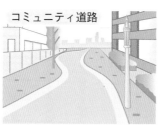 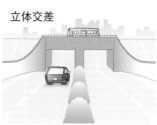

スピードハンプ　　　コミュニティ道路　　　立体交差

図5　自動車の安全対策の例

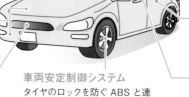

エアバッグ，サイドエアバッグ
衝突の瞬間に袋がふくらみ，ハンドルなどに強くぶつかるのを防ぐ。

衝撃吸収ボンネット，バンパー
歩行者との接触・衝突時に被害を軽減する。

自動ブレーキ
カメラやレーダーで障害物との距離を調べ，衝突しそうな場合にブレーキをかける。

車両安定制御システム
タイヤのロックを防ぐ ABS と連動し，ブレーキやエンジンを制御して車両安定性を確保する。

後席3点式シートベルト
衝突時や横転時に，後部座席の乗員を守る。

衝撃吸収ボディ
衝突時の衝撃を吸収し，乗員を守る。

プリテンショナー付シートベルト
衝突時にシートベルトを巻き込み，その効果を高める。

③救急医療体制の充実

　救急救命士や救急隊員の技術の進歩により（図6），救急現場から医療機関まで一貫した対応がとられるようになりました。また，命に関わるような重症の人を治療する救命救急センターなどの専門施設も整備されました。事故から治療までの時間をさらに短縮するために，現場に医師を派遣するドクターヘリやドクターカーの運用も進んでいます。

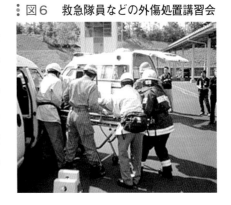
：図6　救急隊員などの外傷処置講習会

3　交通事故によるけが

　交通事故によって命を失ったり，重大な後遺症が残ったりすることもあります。自動車，自動二輪車，自転車，歩行者の交通事故にはそれぞれ特徴があり，対策が必要です。

①自動車の事故

◆運転者のけが

　運転者がシートベルトを着用していないと，正面衝突のように急激に自動車が減速した場合に，フロントガラスに頭から突っ込んだり，車外に投げ出されたりして，大けがをするだけでなく命を失うことになります（図7）。

　また，追突された場合は，頭や首（頸椎）が前後に強く揺さぶられ，いわゆる「むちうち症」になります（図8）。

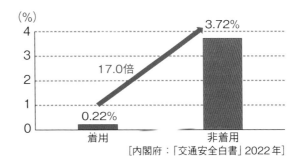
：図7　シートベルト着用有無別致死率

(%)
17.0倍
3.72%
0.22%
着用　　　　　非着用
［内閣府：「交通安全白書」2022年］

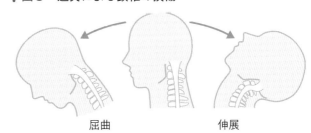
：図8　追突による頸椎の損傷

屈曲　　　　　伸展

◆ 同乗者のけが

　助手席だけでなく後部座席でも，シートベルトを着用していないと，前方へ突っ込んだり，車外に投げ出されたりして，大けがや死亡につながります。

◆ エアバッグによる外傷と予防

　エアバッグの展開速度は，200km/hにも達します。エアバッグはシートベルトをすることを前提に作られているので，シートベルトをしていないと，エアバッグの衝撃を受けて，かえって重大なけがをするおそれがあります。

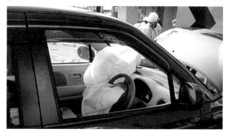

┆ 図9　エアバッグの開放

⚠ **エアバッグの効果を最大限にするための注意点**

- シートベルトを正しく使用する。
- ハンドルと座席の位置を適切な位置に正しく設定する（自動車の取扱説明書に従う）。
- 子どもはできるだけ後部座席に乗せて，必ずシートベルトを着用させる。
- チャイルドシート（幼児用シート）は後部座席に取り付ける。
- とくに，乳児用シートなど，後ろ向きに取り付ける方式のチャイルドシートは，絶対に助手席に取り付けない。

② 自動二輪車の事故

　自動二輪車の事故では，転倒や自動車などへの衝突などによってけがをします。自動車と違って，車体によって守られていないのでからだのあちこちをけがするのが特徴です。とくにヘルメットをかぶっていないと，頭部に命に関わるような重大

┆ 図10　ヘルメットの種類と衝撃吸収性能（日本工業規格）

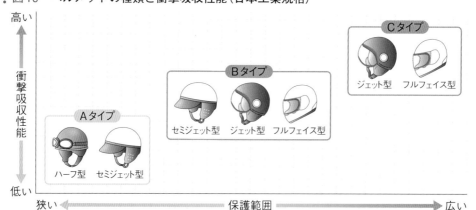

ヘルメットには，さまざまな種類があり，その形状によって衝撃吸収性能が異なる。Aタイプは装着が簡単だが，衝撃吸収性能はBタイプやCタイプには劣る。いずれも，あごひもをきちんと装着していないと，転倒時にヘルメットが外れてけがが重傷化する。

なけがを負うことがあります。頭部や脊髄には，人間の運動や感覚をつかさどる神経があり，けがによる後遺症は生涯治らないこともあります。

③自転車の事故

近年，自転車同士の事故や自転車と歩行者との衝突事故により，自転車が加害者となる死亡事故が増えてきており，自転車に対する取り締まりが強化されています。とくに増えているのが，スマートフォンを操作しながらの運転による事故です。

自転車安全運転五則
1. 自転車は車道走行が原則（歩道は例外） 2. 車道は左側を通行する 3. 歩道は歩行者優先，自転車は車道寄りを徐行する 4. 安全ルールを守る 5. 自転車用ヘルメットを着用する

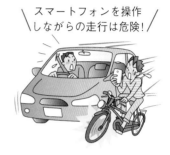

スマートフォンを操作しながらの走行は危険！

④歩行者の事故

歩行中に自動車にはねられると，第一段階では，自動車のバンパーが下半身に衝突して，下半身（下肢や骨盤）に大きなけがをします。第二段階では，歩行者のからだが自動車のボンネットに乗り上がり，上半身（頭頸部・顔面・胸部・腹部）に大きなけがをします。第三段階では，はねられた歩行者が地面にたたきつけられ，全身に大きなけがをすることになります（図11）。

図11　歩行者の外傷

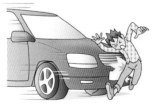

第一段階（下半身）

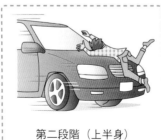

第二段階（上半身）

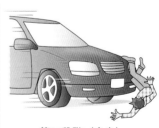

第三段階（全身）

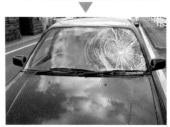

第二段階によるフロントガラスの衝突痕

交通事故防止のために

1．運転者の心得

運転者は，交通規則を守り，安全運転，歩行者優先，右折・左折時の注意を守ることが，交通事故防止の第一歩です。

❶体調を整える

疲労や睡眠不足，病気，心配ごとのあるときは，注意力は散漫となり，判断力が衰えて思いがけない事故を起こす。運転を控えるか，体調を整えてから運転する。

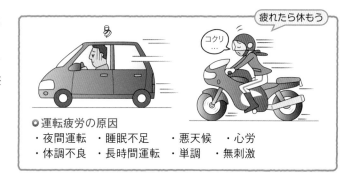

疲れたら休もう

コクリ....

◎運転疲労の原因
・夜間運転　・睡眠不足　・悪天候　・心労
・体調不良　・長時間運転　・単調　・無刺激

❷飲酒・酒気帯び運転の防止

飲酒運転は事故のもとであり，法律で厳しく罰せられる。また，酔いがさめたと思っても，アルコールが十分に抜けきっていないことが多いので，深夜の飲酒後は翌朝も運転しないようにする。

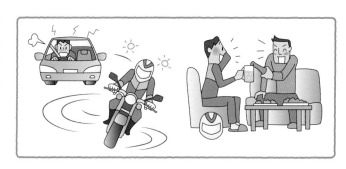

❸シートベルト，ヘルメットの着用

シートベルトやヘルメットの着用などの，事故が起きたときの対策とともに，二輪車では昼間でもライトを点灯するなど，事故を未然に防ぐための対策も大切。

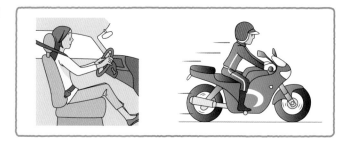

2．自転車に乗るときの心得

自転車，二輪車，自動車の三者間のそれぞれの事故は極めて多く，しかも，死亡事故になりやすいので注意しましょう。

1 ブレーキなどを整備しておく

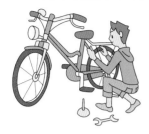

2 危険な乗り方をしない

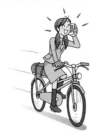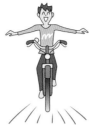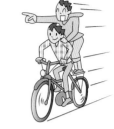

3 交差点の渡り方に注意する

交差点の向こう側までまっすぐに進み，そこで止まって右に向きを変えて進む。道路を横断するときには，信号のある交差点では信号を守り，信号のない交差点では左右をよく確かめる。

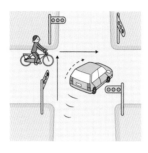

4 原則車道を走り，歩道では徐行する

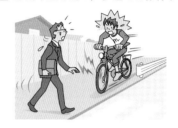

5 夜間は必ずライトをつける

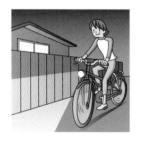

6 話をしながら2列走行しない

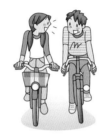

7 傘さし運転はしない

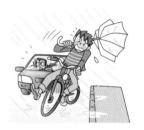

3．歩行者の心得

道路を通行するときは，歩行者も交通規則を正しく守ることが社会的責任です。

❶道路歩行のとき

1 右側通行を行い，歩道があれば必ず歩道を歩く

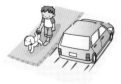

2 道路に飛び出さない

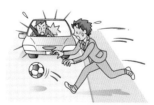

3 子どもは歩道側を歩かせ，手をひいて歩く

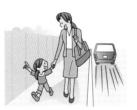

4 横に並んで歩かない

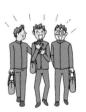

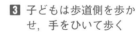

❷道路を横断するとき

1 歩きながらスマートフォンを見ない

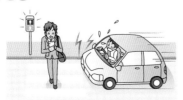

2 車の直前・直後の横断はしない

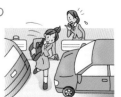

3 学校で多い事故と病気

1 学校で多く見られる事故

　学校では，どのようなとき，どんな種類の事故が多く発生しているのでしょうか。
　学校で発生する事故の多くは，体育の授業や運動部の活動中におけるスポーツによるけがです（図12）。スポーツの種類によって起きやすいけがは異なってきますが，一般的なけがと同様に，骨折・打撲・捻挫などが多く発生しています。けがに比べると少ないですが，病気も発生しています（図13）。

図12　場合別の発生割合

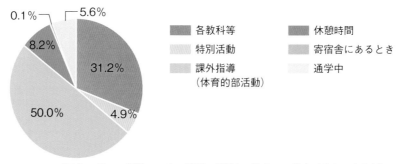

凡例：各教科等　休憩時間　特別活動　寄宿舎にあるとき　課外指導（体育的部活動）　通学中

数値：0.1%　5.6%　8.2%　31.2%　50.0%　4.9%

[日本スポーツ振興センター資料：「学校の管理下の災害（令和3年版）」より]

図13　けが・病気の種類別発生割合

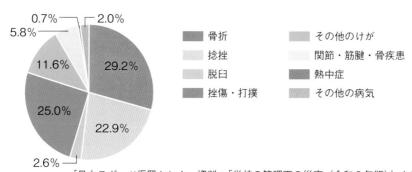

凡例：骨折　その他のけが　捻挫　関節・筋腱・骨疾患　脱臼　熱中症　挫傷・打撲　その他の病気

数値：0.7%　2.0%　5.8%　11.6%　25.0%　2.6%　22.9%　29.2%

[日本スポーツ振興センター資料：「学校の管理下の災害（令和3年版）」より]

2 スポーツ中に起こる重大なけが・病気

　体育の授業中や運動部の活動中など，学校でのスポーツ中にさまざまなけがや病気が起こる可能性があります。競技自体に慣れていないときや，練習不足のとき，注意力が散漫なとき，ルールを守らなかったときには事故を起こしやすいものです。安全対策として次の点に注意して，予防できる事故を防ぎましょう。

1 準備運動を行う

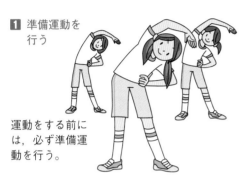

運動をする前には，必ず準備運動を行う。

2 指導者の指示にしたがう

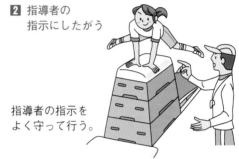

指導者の指示をよく守って行う。

3 体調に合わせる

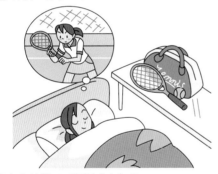

疲れた状態では緊張感を欠き，事故を起こしやすい。

4 器具・用具を事前点検する

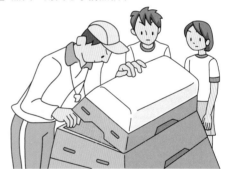

使用する前に点検し，安全を確かめて使用する。

5 安全用具を着ける

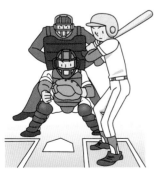

けが予防の用具を着ける。

6 ルールを守る

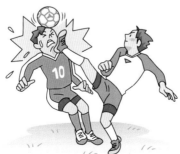

ルールを無視した乱暴な行為はけがにつながる。

7 起きやすいけがを知る

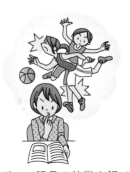

スポーツ種目の特徴を調べ，起きやすいけがと部位を知る。

①脳振盪

スポーツ中に人とぶつかったり，自分で転んで頭を打ったりする事故は，よく起こります。頭を打った後に一時的に意識を失ったときだけでなく，頭痛や嘔吐，記憶がはっきりしない，フラフラする，などの症状があったときにも脳振盪を疑います。また，頭を直接打っていなくても，頭が激しく揺さぶられるだけで脳振盪は起こりますし，ヘルメットなどの防具をかぶっていたとしても起こります。

脳振盪は，1度起こしただけで後遺症が残ることは少ないですが，短期間に繰り返すことで，重篤な後遺症につながることが知られています。脳振盪と思われる何らかの症状があったら，その時点で競技や練習は必ず中止し，その日は復帰せず安静にして，医療機関を受診し専門家に相談するようにしましょう。少なくとも24〜48時間の完全な休息が必要で，徐々に生活を元に戻していきます。休憩中はテレビや本，スマートフォンを見ることも控えましょう。競技や練習への復帰は，少なくとも1週間以上待って段階的に行うべきとされています。

②心臓震盪と競技中の不整脈

心臓震盪は，胸部に比較的軽い衝撃が加わることで，心臓が停止してしまう状態です。野球のボールなどが胸の真ん中に当たることで，ごくまれに生じます。野球やソフトボールに限らず，球技の競技中はまわりに人がいないかを常に注意しましょう。

衝撃がなくても，競技中に突然不整脈を起こして倒れることがあります。とくに長距離走などでは，不整脈が起こりやすいことが知られています。

心臓震盪も不整脈も，競技中に倒れて，呼びかけに反応がなければ，すみやかに119番通報をして一次救命処置（☞36頁参照）を始めましょう。AEDを装着することが大事です。

③脊髄損傷

競技中に受傷して，両足，あるいは手足が動かなくなった場合には，脊髄損傷の可能性があります。首や腰などの脊椎に強い力がかかったときに起こることが多く，ラグビーや柔道，レスリングなどだけでなく鉄棒や跳び箱でけがをすることもあります。

脊髄損傷を疑ったら，仰向けに寝かせて救急車が来るまで首や腰をねじらないような姿勢で安静にします。無理に動かすことで症状を悪化させることがあります。

4 家庭と職場での 事故と予防対策

1 家庭での事故の防止

　家庭での事故は，浴室や階段などの場所で起こったり，身近な器具の使用中にその取り扱いを誤ったり，安全対策の不備があったりして発生しています。

①子どもの事故

◆溺水

　わが国で多いのは，自宅の浴槽内での溺水です。とくに小さな子どものいる家庭では，浴槽に残し湯をしない，風呂場の扉には高い位置に鍵を付けるなど，さまざまな危険を想定した対策が必要です。また，自宅から一歩外へ出た用水路や川などでの溺水事故は，5歳以降が多くを占めています。遊泳時には，ライフジャケットを着用する，というような事故防止の意識が必要です。

◆転倒・転落

　6歳未満の未就学児の事故では，転倒・転落の頻度が高くなります。転倒・転落の状況を見ると，生後1ヶ月以前では「抱っこされた子どもの転落」，生後3ヶ月以降では「ベッドやソファーからの転落」，生後7〜8ヶ月では「歩行器や階段からの転倒・転落」，生後10ヶ月以降では「浴槽への転落」，1歳以降では「椅子や窓，バルコニーからの転落」が多くなります。

◆窒息

　1歳から6歳未満の子どもの事故でもっとも多いのは，窒息です。食べ物の誤嚥による気道閉塞の死亡の7割以上は，4歳以下です。飲み込む力・かむ力・咳で異物を体外へ出す力などが未発達な子どもに対しては，食材（ピーナッツ，ブドウ，キャンディー，ミニトマトなど）を制限したり，あらかじめ小さく切るなども必要なことです。また，子どもの誤飲事故は，日用品・医薬品・たばこ・電池・洗剤などさまざまなもので起こっていますので，おもちゃ，食べ物など，口に入れやすい大きさの物を手の届くところに置かないようにすることが大切です。

　子どもの火災による死亡の多くは，自宅で生じています。家屋への煙探知機や消火スプリンクラーの設置，燃えにくい素材の使用などが，火災による死亡を減らすのに有用ですが，留守番をする子どもの火遊びによる出火が後を絶ちません。燃えにくい素材や子どもには火がつけられないライターの開発なども検討されていますが，何よりも保護者による監督が不可欠です。

　子どもの不慮の事故によるけがの防止のためには，子どもが危ないことをしたときにしかるだけでなく，保護者や社会による配慮が欠かせません。

表3　子どもの発達と起きやすい事故（運動機能の発達は目安）

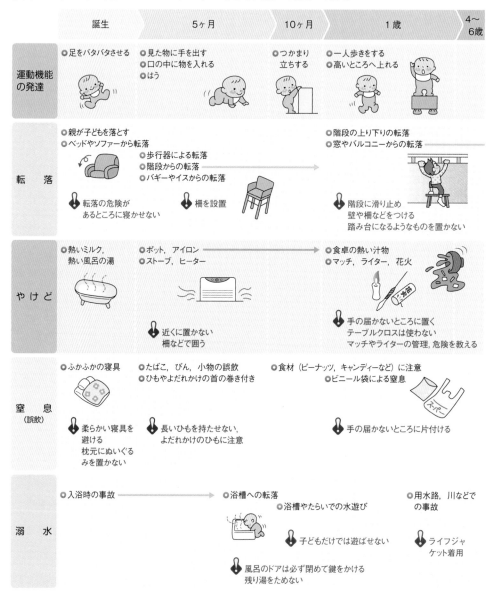

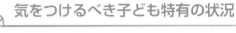

気をつけるべき子ども特有の状況

乳児突然死症候群 (sudden infant death syndrome : SIDS)

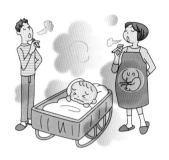

　発症に関わる要因として，受動喫煙，うつぶせ寝などが指摘されています。子どもを育てる親が，家庭内で喫煙するべきではありません。年間死亡数・死亡率は2000年ごろに比べると半減しており，全国的な啓発活動など，いくつかの要因が作用した結果と考えられます。

児童虐待

　児童相談所が対応している児童虐待相談件数は，年々増加しています。児童虐待防止法施行前（1999年）に比べると，約8倍にもなり8万件を超え，虐待死も毎年50人近くにのぼります。背景には「望まない妊娠」「妊婦健診未受診」が多く見られ，これらの背景をもつ家庭に対する支援体制の整備が望まれています。

②大人の事故

◆窒息

　窒息を引き起こす原因の多くは，食べ物です。とくに，高齢になると飲み込む力が弱くなる傾向があるため，窒息の危険性が高まります。食事の際には，下記のことを注意しましょう。

　＊食べ物を適切な大きさにして食べる（大きな食べ物を口に入れない）

　＊よくかんで，ゆっくり食べる

　＊口に物を入れながらしゃべらない

　＊早食い，大食い競争をしない

◆風呂（入浴中の心停止）

　風呂では，溺水だけではなく，心疾患や脳卒中などの病気が原因で心停止になることがあります。とくに冬になると，湯船と浴室の温度差が拡がり，心停止の発生頻度が夏の約10倍にもなっています。高齢者や心臓などに持病がある人に対しては，以下の点を注意しましょう。

　＊冬は浴室・脱衣場・廊下をあらかじめ暖めておく

　＊飲酒後や，眠気をもよおす薬を服用した後の入浴は避ける

　＊長時間の入浴や，熱いお湯は避ける・肩までつかるのを避け，半身浴とする

　＊入浴前や入浴中にのどが渇いたら，こまめに水分をとる

　＊入浴中は，まわりの人がときどき声かけをする

◆ 熱中症

熱中症の発生には，気温や湿度だけでなく，年齢・持病・体調などのほか，運動や労働などの状況が関係しており，屋内での日常生活の中で，高齢者に生じることが増えています。とくに一人暮らしだったり，さまざまな持病があったりする場合には，危険性が高くなります。高齢者が居る家では，風通しを良くしたり，エアコンを適切に使用したりするように，日ごろから配慮しましょう。

◆ 転倒・転落

家庭内事故のきっかけとしては，もっとも多いのは転落ですが，65歳未満とそれ以上の高齢者とで比べると，「転倒」が著しく増加してきます。階段などの段差でつまずくといった典型的なものだけでなく，足がもつれて家具にぶつかり転倒する，靴下が引っかかって転倒する，バスマットやじゅうたん・毛布に足をとられて転倒するなど，「ちょっとしたこと」が原因の事例が多く報告されています。

また，高齢者の場合，転倒によって一度骨折をすると，心身ともに活動性が急激に落ちてしまうことが多いので，転倒・転落の予防はとても重要です。

2 職場での事故の防止

わが国において，働くことによって病気にかかったり，けがをしたりする人は，毎年減少傾向にあるものの，まだ年間約60万人も存在しています。毎日多くの労働者が命を落としたり，傷ついており，その社会的・経済的損失は大変大きなものです。

職場での死傷事故の発生状況を調べてみると，人が転んだような「転倒」事故をトップに，建物などから人が墜落したり，転落した「墜落・転落」事故，物にはさまれたり，「動作の反動・無理な動作」事故，機械に巻き込まれる「はさまれ・巻き込まれ」事故，機械や道具などにより切られたり，こすられてけがをした「切れ・こすれ」事故の順になっており，この5種類で全体の約70%を占めています。

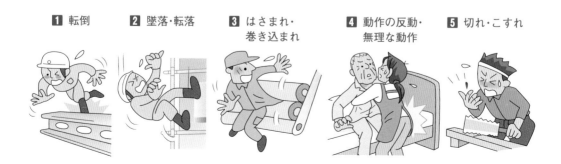

| 1 転倒 | 2 墜落・転落 | 3 はさまれ・巻き込まれ | 4 動作の反動・無理な動作 | 5 切れ・こすれ |

第**3**章

学んでおきたい
救急蘇生法の
基礎知識

　いつ，あなたの目の前で誰かが倒れ，助けが必要となるかわかりません。いざというときのために，日ごろから必要な知識や技術を学んでおくことが大切です。

　突然の心停止をはじめとした急病人，けが人が発生したときは，救急車の到着を待つだけではなくその場に居合わせた人による手当が必要になります。心停止など一刻を争う状態では，その場で手を差し伸べなければ，その人の命を救うことはできません。まず，傷病者の様子を調べてどのような手当が必要なのかを判断し，適切な対応ができるように，知識と技術を高めておく必要があります。

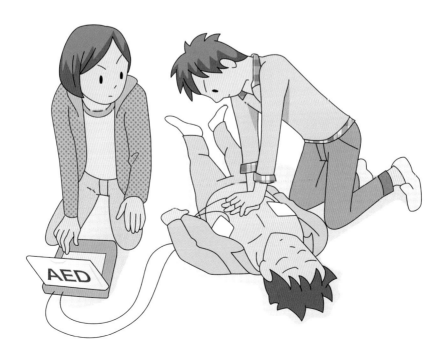

1 市民の行う救急蘇生法

　人間が生命を維持していくためには，からだの大切な臓器や組織が正常に機能していることが必要です。その中でも，もっとも基本的で，直接生命に関係するのは血液循環と呼吸です。この血液循環と呼吸の機能が数分以上停止すれば，脳をはじめとする重要な臓器に回復不可能な変化が起こります。そのため，心停止や呼吸停止が起こった場合は，一刻も早く命を救うための手段をとり，心臓や脳に血液や酸素を送り続ける努力をしなければなりません。

　私たちが命を救うためにできる手段を，「一次救命処置」といいます。

　一次救命処置には，心臓や呼吸が止まってしまった人を助けるための心肺蘇生やAED（自動体外式除細動器）を使用しての電気ショック，異物をのどに詰まらせて呼吸ができなくなった場合に異物を取り除く気道異物除去が含まれます。一次救命処置は，特別な道具がなくても，誰でも，どこでも，行うことができます。

　また，けがや，やけどなどに対して必要最小限の手当も行うことができますが，これを「応急手当」といいます。この一次救命処置と応急手当を合わせて，「市民の行う救急蘇生法」といいます。医師などの医療関係者は，一次救命処置に引き続いて薬剤や器具を用いて「二次救命処置」を行います。

　もし，心臓や呼吸が停止した場合には，はじめの3〜4分が生死の分かれ目になりますので，そばにいる人はまず119番通報およびAEDの依頼をして，できるだけ早く心肺蘇生を開始し，救急車が来るまで続けなければなりません。

　この章ではまず，救急蘇生法の基本である①胸骨圧迫，②AED，③人工呼吸を一連の手順として解説し，次に④窒息への対応，最後に⑤出血への対応を解説します。

2 救命の連鎖

　救命の連鎖（Chain of Survival）とは，命の危機におちいった人を救って社会に復帰させるために必要な行動を4つの輪にたとえ，それぞれの輪が鎖のように途切れることなくつながることの大切さを示したものです。4つの輪，「心停止の予防」「早期認識と通報」「一次救命処置（心肺蘇生とAED）」「二次救命処置と心拍再開後の集中治療」の中で，はじめの3つの輪は，現場にいる市民によって行われることが期待されています。私たちは「救命の連鎖」を支える重要な役割を担っているのです。では，4つの輪それぞれについて説明します（図1）。

1 心停止の予防－1つめの輪

　救命の連鎖の1つめの輪は，心停止に至らぬよう予防を心がけることです。学校内や課外活動における心停止の原因として，溺水，過度な運動，頭部外傷，交通事故，転落などが報告されています。それを防ぐためには川や遊泳区域外の海では泳がないようにして，川遊びやボート搭乗時には必ずライフジャケットを装着します。
　持久走など負荷のかかる運動は基本的な練習を積み重ねてから行い，運動前には必ず準備運動をし，こまめに水分補給をしましょう。能力差・体力差のある者同士の格闘技や接触プレーは回避してください。また，自転車に乗るときにはヘルメッ

⋮ 図1　救命の連鎖

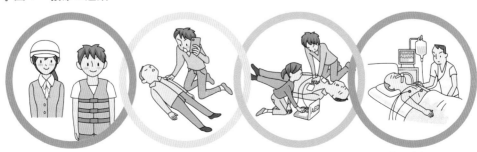

心停止の予防　　早期認識と通報　　一次救命処置　　二次救命処置と
　　　　　　　　　　　　　　　　（心肺蘇生とAED）　　集中治療

トを装着し，道路や駅のホームなどで歩きながらスマートフォンの操作はやめましょう。1回の好奇心が人生のすべてを壊す危険ドラッグの誘惑から自分を守ってください。そして，悩みがあるときには自分を追い詰めないで大人に相談してください。事故を未然に防ぐこと，かけがえのない命を慈しむことが何よりも大切です。

2 早期認識と通報－2つめの輪

目の前で突然，人が倒れたときや反応のない人を発見したときには，ただちに心停止を疑います。心停止かもしれないと思ったら，大声で叫んで応援を呼び，119番通報をして，AEDや救急隊が少しでも早く到着するように努めます。119番通報をすると，電話を通して心肺蘇生などの指導を受けることができます。その際，電話の問いに応じて，傷病者の状態をできるだけありのままに伝えることが重要です。

3 一次救命処置（心肺蘇生とAED）－3つめの輪

心臓が停止すると数秒で意識が消失し，そのままの状態が続くと脳機能の回復は困難となります。停止した心臓と呼吸の働きを補助する心肺蘇生とAEDは，誰にでもすぐに実施することができます。わが国では，119番通報をしてから救急車が現場に到着するまでにかかる時間は全国平均で8.9分（2020年）であり，救急車が現場に到着してから救急隊が傷病者に接触するまでには，さらに数分かかることがあるので，市民による心肺蘇生とAEDが社会復帰の鍵になります（図2）。

心臓が止まっている間，心肺蘇生によって心臓や脳に血液を送り続けることは，AEDによる心拍再開の効果を高めるためにも，さらには心拍再開後に脳の後遺症を残さないためにも重要です。市民により倒れるところを目撃された突然の心停止について，市民が心肺蘇生を実施した場合の1ヶ月後の社会復帰率は10.2％であり，実施しなかった場合の3.8％に比べて2倍以上でした。そばに居合わせた市民による「心停止傷病者への応急手当実施率」は，1994年の13.4％から，2020年には51.5％と3倍以上になりましたが，社会復帰率向上のためには，市民による質の高い心肺蘇生とAEDの実施率のさらなる増加が望まれます。

突然の心停止は，心臓が細かくふるえる「心室細動」という不整脈によって生じることが多く，この場合，心臓の動きを元に戻すには電気ショック（除細動）が必要となります。心停止から電気ショック実施までにかかる時間が，傷病者の生死を決定するもっとも重要な因子です。救急隊が電気ショックを実施した場合の1ヶ月

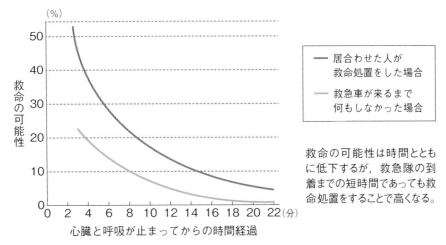

図2 救命の可能性と時間経過

[Holmberg M: Effect of bystander cardiopulmonary resuscitation in out-of-hospital cardiac arrest patients in Sweden. Resusciaition 2000: 47 (1): 59-70 より引用・改変]

救命の可能性は時間とともに低下するが，救急隊の到着までの短時間であっても救命処置をすることで高くなる。

図3 電気ショックを救急隊と市民が行った場合の1ヶ月後社会復帰率（2020年）

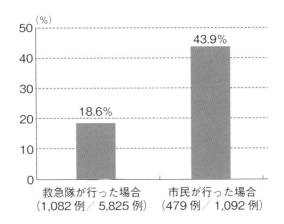

[総務省消防庁：「救急・救助の現況」令和3年版より]

後の社会復帰率18.6％に対し，市民が救急隊の到着前に電気ショックを行った場合の1ヶ月後の社会復帰率は43.9％でした（図3）。

4　二次救命処置と集中治療－4つめの輪

　救急救命士や医師は，一次救命処置と並行して薬物や器具などを利用した二次救命処置を行って傷病者の心臓の動きを再開させることを目指し，再開後には専門チームが集中治療を行って傷病者の社会復帰を目指します。

3 一次救命処置の流れ（BLSアルゴリズム）

　心肺蘇生とAEDを組み合わせた一次救命処置の流れを説明します（図4）。

　まず周囲の状況が安全かどうかを確認し，次に，傷病者の反応を確認します。反応がないとき，あるいはその判断に自信がもてない場合は，大声で叫んで応援を呼びます。応援に来てくれた場合には，その人に119番通報とAEDの手配を頼みます。

　大声で叫んでも誰も来ない場合は，心肺蘇生を始める前に119番通報を自分で行います。自信が無ければ通信指令員の指導に従います。すぐ近くにAEDがあることがわかっていれば，自分でAEDを取りに行きます。

　傷病者の胸と腹部の動きを見て，動いていないか，普段どおりの呼吸でなければ，心停止と判断します。普段どおりの呼吸かどうか迷うときも心停止と判断してください。

　心停止と判断したら，ただちに胸骨圧迫を開始します。

　講習を受けて人工呼吸の技術を身に付けていたら，胸骨圧迫と人工呼吸を30：2の回数で組み合わせて行いましょう。人工呼吸の方法に自信がない場合や，ためらわれる場合には，胸骨圧迫だけを続けます。

　心肺蘇生を行っている途中でAEDが届いたら，AEDを傷病者の頭の近くに置いてAEDのスイッチを入れましょう。AEDは，救助者が実施するべきことを音声メッセージで指示してくれます。AEDの指示により電気ショックを実施した場合，あるいは電気ショックの必要がない場合，いずれの場合もただちに胸骨圧迫から心肺蘇生を再開します。強く，速く，絶え間なく胸骨圧迫を行ってください。

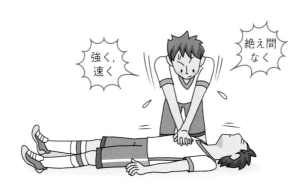

図 4　BLS アルゴリズム

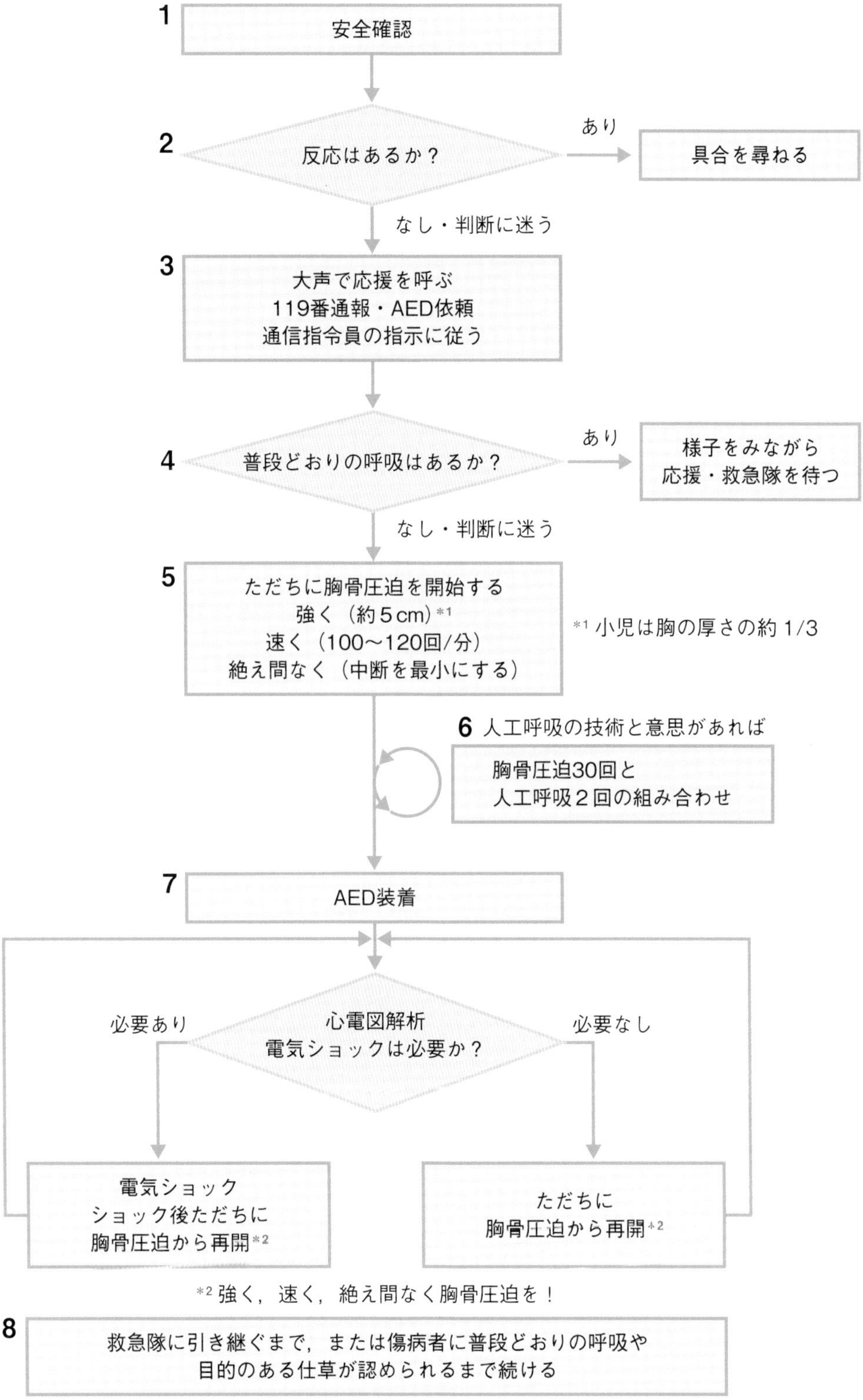

1 安全確認

2 反応はあるか？ ──あり──→ 具合を尋ねる

なし・判断に迷う

3 大声で応援を呼ぶ
119番通報・AED依頼
通信指令員の指示に従う

4 普段どおりの呼吸はあるか？ ──あり──→ 様子をみながら
応援・救急隊を待つ

なし・判断に迷う

5 ただちに胸骨圧迫を開始する
強く（約5cm）*1
速く（100〜120回/分）
絶え間なく（中断を最小にする）

*1 小児は胸の厚さの約1/3

6 人工呼吸の技術と意思があれば

胸骨圧迫30回と
人工呼吸2回の組み合わせ

7 AED装着

心電図解析
電気ショックは必要か？

必要あり

必要なし

電気ショック
ショック後ただちに
胸骨圧迫から再開*2

ただちに
胸骨圧迫から再開*2

*2 強く，速く，絶え間なく胸骨圧迫を！

8 救急隊に引き継ぐまで，または傷病者に普段どおりの呼吸や
目的のある仕草が認められるまで続ける

［日本蘇生協議会監修：JRC蘇生ガイドライン2020，p.20，医学書院，2021年］

第**3**章 学んでおきたい救急蘇生法の基礎知識

周囲の状況と
傷病者の状態の把握

事故によるけがや，急病などで倒れている人を見つけた場合，まずその倒れている人（傷病者）の状態を把握して，何が必要か，どのような手当を行うかを判断しましょう。

1 安全の確認

倒れている人を見つけたら，すぐに駆けつけたくなるものですが，まず必要なのは周囲の状況をよく見て，助けに行く救助者自身がけがをしたり，自らの命を落としたりすることのないよう，安全を確認することです。傷病者を助けることより，救助者自身の安全を優先してください。

例えば，道路上での交通事故に居合わせて，けがをして倒れている人がいた場合，すぐそばで車が往来している場所で手当を行うと救助者自身も危険にさらされます。この場合は，通行中の車に注意して，傷病者を安全な場所に移動することを考えます。また，建物で煙が立ち込めていたり，火が出ていたり，崩れてくる可能性がある場合や，暴力を振るう者がいる場合にも，むやみに傷病者に近づかないようにします。ホームで転落した人がいる場合は，「緊急停止ボタン」を押し，安全を確保します。緊急停止ボタンを押したからといって，線路上に降りてはいけません。

傷病者がけがをして出血をしている場合，その血液に直接触れると，感染症などにかかる可能性があります。医療現場ではゴム手袋などが使われますが，その代わりとしてビニール袋などを手にかぶせて，血液に直接触れないようにしてください（☞58頁参照）。

2 反応の確認

安全の確認後，傷病者に反応があるか確認を行います。反応の確認は，「大丈夫ですか」と呼びかけながら，肩を優しくたたきます（図5）。傷病者が目を開けたり，

図5 反応の確認

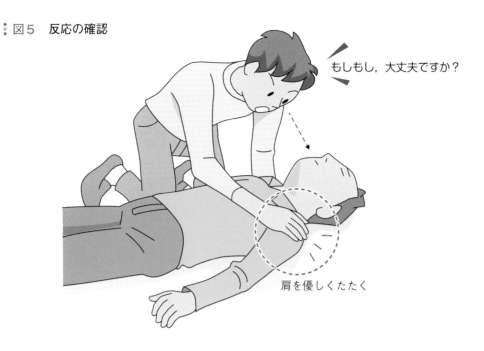

もしもし，大丈夫ですか？

肩を優しくたたく

目的のある仕草が見られなければ，「反応なし」と判断します。その場合は，まず大きな声で助けを呼び，ただちに119番通報をします。まわりに人がいれば，その人に通報を依頼するとともに，近くにAEDがあれば，持って来るよう依頼します。助けを呼んでも誰も来ないときには，自分で携帯電話などを使って119番通報をします。また，近くにAEDがあることがわかっていれば，取りに行って戻ってきます。

　突然に心臓が停止して間もないときには，引きつるような動き（けいれん）をすることもありますが，呼びかけには反応していないので「反応なし」と判断します。

　また，反応があるかどうか判断に自信がもてない場合も「反応なし」と考えて，119番通報とAEDを依頼します。

　119番通報をすることで，消防の通信指令員から必要な対応や手当の方法，AEDの場所などについて情報が得られることもあります。スマートフォンのスピーカー機能を活用すると，通信指令員の指導を受けながら，両手を使うことができます。

3　呼吸の観察（心停止の判断）

　次に，呼吸の観察を行います。呼吸を観察するには，傷病者の胸とおなかの動きを観察し，普段どおりの呼吸ができているかを見ます（次頁図6）。普段どおりの呼吸とは，寝ているときのように規則的に胸が上がったり，下がったりすることをいいます。呼吸の確認は10秒以上かけないようにし，その間に普段どおりの呼吸

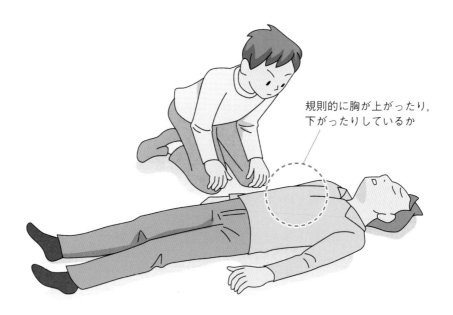

規則的に胸が上がったり，下がったりしているか

がない場合や，わからずに判断に迷う場合は，心停止とみなしてただちに胸骨圧迫を開始します。

　一瞬，しゃくりあげるような途切れ途切れの呼吸が見られることもありますが，これは死戦期呼吸と呼ばれる呼吸で，心臓が停止して間もない人に見られます。死戦期呼吸は普段どおりの呼吸ではありませんので，ただちに胸骨圧迫を開始します。

4 傷病者の体位

　心肺蘇生を行うときには，傷病者が仰向けになっている必要があります。

　傷病者がうつ伏せや横向きの状態で，反応がなく普段どおりの呼吸が見られない場合には，まず仰向けにしてから胸骨圧迫を行います。同じく傷病者がうつ伏せや横向きであるために，呼吸があるかがどうかよくわからない場合にも，仰向けにしてから呼吸の確認を行います。

死戦期呼吸とけいれん

　2011年9月，さいたま市の小学校で6年生の桐田明日香さんが駅伝の課外練習中に倒れ，死亡するという事故がありました。検証の結果，明日香さんが倒れた直後に「けいれん」や死戦期呼吸と呼ばれる「しゃくりあげるような途切れ途切れの呼吸」があったために，教員は心臓が止まっているとは思わず，校内にあったAEDを使わなかったことがわかりました。

　この事故の反省をふまえ，さいたま市教育委員会は明日香さんのご遺族とともに，「体育活動時等における事故対応テキスト：ASUKAモデル」を作成しました（http://aed-project.jp/movies/movie5.html）。

桐田明日香さん（当時11歳）

　この事故は，決して他人事ではなく，どこでも起こり得ることです。

　当時，現場に居合わせた人たちはどの人も，心肺蘇生とAEDの講習を受けていたこともわかっています。このテキストで強調されているポイントは，反応の確認，呼吸の観察など心停止の判断をする際に，「判断ができなかったり，迷ったりしたら，胸骨圧迫とAEDの使用に進む」ということです。判断に迷った際に行動を開始することの重要性は，最新の心肺蘇生ガイドラインでも強調されています。

　まず，心停止とはピクリとも動かない状態ばかりではなく，心停止の直後に死戦期呼吸やけいれんを起こすことがあることを知っておくことが重要です。心臓が止まった瞬間の，救命の可能性が高い状態であればあるほど，死戦期呼吸やけいれんが見られる可能性があるのです。そして，心停止への対応は，時間との勝負です。傷病者に出くわしたときに手当が必要な状態はいくつかありますが，対応に「秒」を争うのは心停止だけです。たとえ完璧でないとしても，秒単位で迅速に行動を起こすことの大切さを改めて理解する必要があります。判断に迷う現場ではAEDが役立ちます。AEDは電気ショックを加えるための治療器具であると同時に判断をしてくれる器械でもあります。心停止かどうか判断に迷っても，AEDを装着し，電気ショックが必要なのかどうかを判断してもらう，という使い方ができます。

　明日香さんの事故の教訓を生かし，救えるはずの命を救っていくために，何もしないより，少しでもできることをしたほうがよいということを，みんなが理解することが大切です。もちろん，日ごろから訓練していざというときに備えていると，さらに自信がつくものです。救急蘇生法を学び，いざというときに行動を起こすことの大切さを心に刻み，尊い命を救いましょう。

5 心停止への対応

1 胸骨圧迫の方法

反応のない傷病者で，普段どおりの呼吸がなく心停止と判断した場合には，ただちに胸骨圧迫を開始します。胸骨圧迫により，傷病者の心臓と脳に血液を送ることができ，血液で運ばれる酸素を脳や臓器の細胞に送り届けることで，傷病者の社会復帰に大きな役割を果たします。圧迫の位置や深さなどは適切な目安が決められており，正しい方法で，できるだけ中断しないように「強く」「速く」「絶え間なく」続けることが大切になります。

①胸骨圧迫の位置

圧迫をする位置は，傷病者の「胸の真ん中」です（**図7**）。ここを押すことで胸の中央にある大きな骨である胸骨の下半分が圧迫されます。圧迫には両腕の力が必要なので，一方の手の付け根（手掌基部）を胸の真ん中に置き，もう一方の手を重ねます。重ねた手の指は組んでも組まなくてもよいですが，胸の真ん中に置いた手のひらはまっすぐにして，手の付け根だけが圧迫位置に触れるようにします。付け根以外の部分も触れてしまうと，胸骨の横にある肋骨が圧迫されてしまう可能性があるためです。

また，胸骨の下端には「みぞおち」と呼ばれるくぼんだ部分があり，ここも圧迫しないようにします。

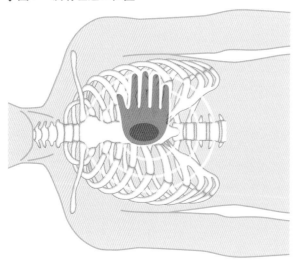

図7　胸骨圧迫の位置

②胸骨圧迫の深さ

　圧迫の深さは，約5cmです。この深さの圧迫をするには相当な力が必要です。圧迫をするときには両腕の肘をしっかり伸ばし，圧迫位置の真上から，体重をかけながら強く圧迫します（図8）。

図8　胸骨圧迫の方法

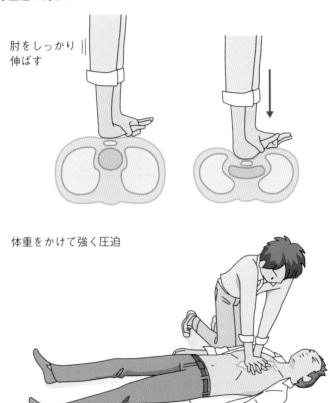

肘をしっかり伸ばす

体重をかけて強く圧迫

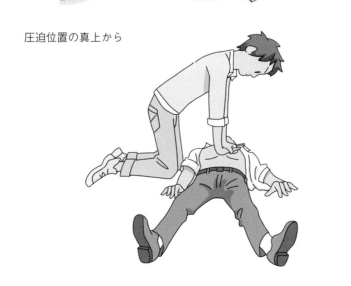

圧迫位置の真上から

③胸骨圧迫のテンポ

胸骨圧迫のテンポ（1分間に連続して行われる圧迫の回数）は，1分間あたり100〜120回です。圧迫のテンポが遅すぎると血液を送る量が少なくなり，速すぎると十分な深さで圧迫できなくなったりするため，適切なテンポを保つよう注意します。

④胸骨圧迫の解除

1回ごとの圧迫を行った後には，力を抜き，傷病者の胸の高さが元の位置に戻るまで圧迫を解除します。これによって，傷病者の心臓に血液が戻ることを助ける効果があります。圧迫の解除ができていないと，次の圧迫が不十分になってしまいます。

⑤胸骨圧迫の交代

これまで説明したような胸骨圧迫を，絶え間なく長い時間続けることは体力的にも大変なことです。疲れてくると，自分でも気づかないうちに圧迫の深さやテンポが不十分になることがわかっているため，胸骨圧迫を1〜2分行うごとに，ほかの人と役割を交代する必要があります。

その際，交代による胸骨圧迫の中断はできるだけ短くしてください。

 胸骨圧迫のみの心肺蘇生

胸骨圧迫と人工呼吸の組み合わせからなる心肺蘇生が提唱されてから，まもなく約60年になります。この間，胸骨圧迫と人工呼吸の順番が入れ替わったり，比率が変わったりしましたが，基本骨格は同じです。これは，心停止の傷病者には，止まってしまった心臓の代わりに脳や心臓をはじめとした全身の臓器に酸素を含む血液を届けてあげる必要があり，血液を送り出すポンプの役割を果たす胸骨圧迫と，血液に酸素を取り込む人工呼吸の両方が必要だからです。

一方で，最近，人工呼吸を行わず，胸骨圧迫だけを続けて行う胸骨圧迫のみの心肺蘇生の有効性に注目が集まっています。日本をはじめとした世界の各地から，胸骨圧迫のみの心肺蘇生が，とくに心臓病が原因の心停止に対して，人工呼吸も行う心肺蘇生と同程度の効果があるとの報告がされています。

胸骨圧迫のみの心肺蘇生が有効である理由はいくつか考えられます。胸骨圧迫により，胸骨を繰り返し圧迫することで徐々に血圧が上がりますが，人工呼吸を行うとどうしても胸骨圧迫が中断してしまいます。この中断時間が，専門家であっても非常に長いということが問題となっており，胸骨圧迫の中断をなくし，有効な血圧を維持するという点

で胸骨圧迫のみの心肺蘇生は優れています（図9）。

　また，心停止の直後には，肺をはじめとしたからだの中にある程度酸素が蓄えられているので，短時間であれば人工呼吸で酸素を補わなくても体内にたまった酸素を送り出すことができるとも考えられています。

　胸骨圧迫のみの心肺蘇生は，簡単で習得しやすい上に，傷病者と口を付ける抵抗感もないので，実施しやすいというメリットがあります。そのため，胸骨圧迫のみの心肺蘇生を活用して，さらに心肺蘇生を実施してくれる人を増やそうという試みが進んでいます。ただし，子どもの心停止など，最初に呼吸が止まり，低酸素状態になった結果として心肺停止に至ったようなケースでは人工呼吸も行ったほうがよいというデータがあり，胸骨圧迫と人工呼吸を組み合わせた心肺蘇生も習得することが理想です。

　少なくとも胸骨圧迫とAEDの使用法はマスターし，絶え間なく胸骨圧迫ができるようになったら，次のステップとして人工呼吸を組み合わせた心肺蘇生も行うことができるようになってください。

図9　絶え間のない胸骨圧迫の重要性

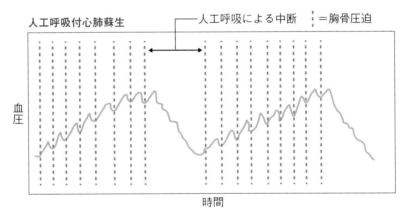

人工呼吸付心肺蘇生

―― 人工呼吸による中断　┊＝胸骨圧迫

血圧

時間

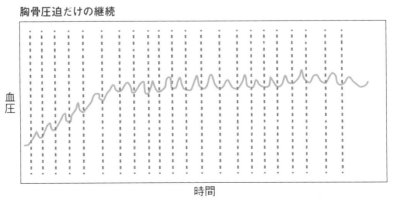

胸骨圧迫だけの継続

血圧

時間

［Berg et al, 2001］

2 AED（自動体外式除細動器）の使用

　AEDを用いた迅速な電気ショックは，心停止からの救命の鍵を握っています。AEDは治療（電気ショック）だけでなく，電気ショックが必要かどうかの判断もしてくれます。心停止でない人に電気ショックを行うことはなく，混乱する救命の現場で音声や画面で指示を出してくれる，とても心強い器械です。少しでも心停止を疑ったら，積極的にAEDを使ってください。

①AED使用の手順

　心肺蘇生を行っているところにAEDが届いたら，すぐにAEDを使う準備に移ります（図10）。

1 ◆電源を入れる（図11） ……………………………………………………………

　＊AEDが届いたら，まず電源を入れます。ふたを開けると自動的に電源が入るものと電源ボタンを押すものがあります。

　＊電源が入ったら，音声や画面で指示が流れるので指示に従います。

　＊救急の現場は混乱して，AEDの音声指示が聞き取りにくい場合もあります。そんなときは，周囲の人に対し「静かにしてください！」「AEDの指示を聞きましょう！」などと伝え，AEDの指示をしっかりと聞きましょう。

図10　AEDの準備

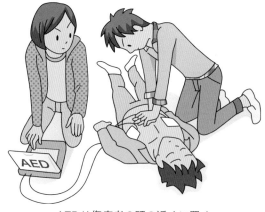

AEDは傷病者の頭の近くに置く

図11　AEDの電源を入れる

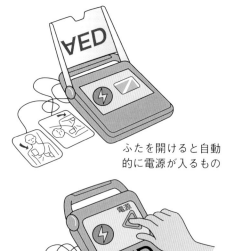

ふたを開けると自動的に電源が入るもの

電源ボタンを押すもの

2 ◆ 電極パッドを貼り付ける（図12）

＊傷病者の胸から衣服を取り除き，胸をはだけます。

＊電極パッドを台紙からはがし，粘着面を傷病者の「素肌」に直接貼ります。

＊パッド表面の絵や，音声指示に従い，胸の右上（右鎖骨の下で胸骨の右）と，胸の左下側（左脇の下から5～8cm下，乳頭の斜め下）に貼ります。

＊電極パッドは素肌に密着させます。

＊服を脱がせるときや，パッドを貼る間もできるだけ胸骨圧迫が中断しないように心がけましょう。

＊救助者が1人しかおらずAEDが現場にある場合は，胸骨圧迫よりもAEDを優先してください。その際も，できるかぎり胸骨圧迫の中断時間は短くなるように注意してください。

3 ◆ 心電図の解析（図13）

＊パッドを素肌に貼ると，AEDは，自動的に心電図の解析を始めます。

＊AEDが「からだに触れないように」と音声指示をしたら，胸骨圧迫を中断して，傷病者から離れ，解析の結果を待ちます。

4 ◆ 電気ショックと心肺蘇生の再開

[電気ショックの指示が出た場合]

＊電気ショックが必要な状態の場合，「電気ショックが必要です」という指示が出ます。

＊AEDは自動的に充電を開始します。充電が完了したら，「電気ショックボタン

⋮図12　電極パッドを貼り付ける　　⋮図13　心電図の解析

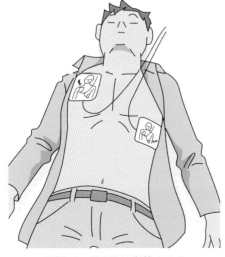

電極パッドは肌に密着させる

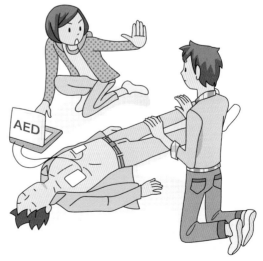

誰も傷病者に触れていないことを確認する

を押してください」という音声指示が出ます。

＊傷病者に誰も触れていないことを確認しながら，電気ショックボタンを押してください。

＊電気ショック完了後，「心肺蘇生を開始してください」との音声指示が出ますので，ただちに胸骨圧迫から心肺蘇生を再開してください。

＊電気ショックボタンがなく，「電気ショックが必要」と判断するとAEDが自動的に電気ショックを実施するオートショックAEDも登場しました（図14）。

［電気ショック不要の指示が出た場合］

＊AEDの音声メッセージが「電気ショックは不要です」などと指示した場合も，反応がなく，呼吸が普段どおりでなければ心停止です。ただちに胸骨圧迫から心肺蘇生を再開してください（☞50頁「AEDの役割」を参照）。

5 ◆ 心肺蘇生とAEDの手順の繰り返し（図15）

＊AEDは，2分おきに心電図を解析し，指示を出してくれるので，AEDの指示に従って，心肺蘇生とAEDの手順を繰り返します。

＊心肺蘇生とAEDの手順は，救急隊員と交代するまで繰り返してください。

＊反応や呼吸が戻ったとしても，また，いつ心臓が止まるかわからないので，電源は切らずにパッドも貼ったままにして救急隊の到着を待っていてください。

図14 オートショック
AEDのマーク

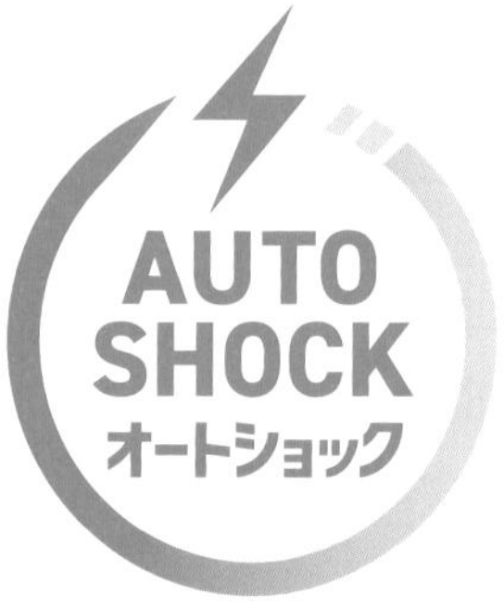

AUTO SHOCK オートショック

図15 AED使用の一連の流れ

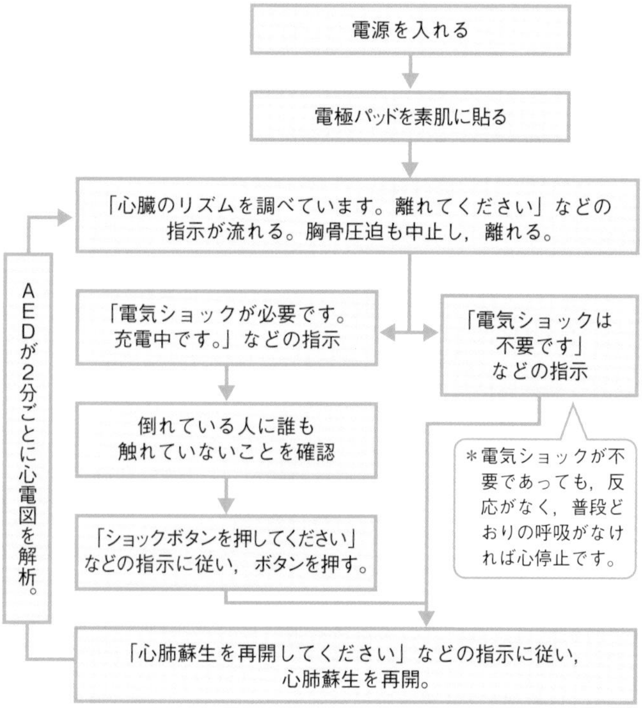

電源を入れる

電極パッドを素肌に貼る

「心臓のリズムを調べています。離れてください」などの指示が流れる。胸骨圧迫も中止し，離れる。

AEDが2分ごとに心電図を解析。

「電気ショックが必要です。充電中です。」などの指示

「電気ショックは不要です」などの指示

倒れている人に誰も触れていないことを確認

＊電気ショックが不要であっても，反応がなく，普段どおりの呼吸がなければ心停止です。

「ショックボタンを押してください」などの指示に従い，ボタンを押す。

「心肺蘇生を再開してください」などの指示に従い，心肺蘇生を再開。

②AED使用時の特殊な状況

AEDを使用するときに，とくに注意を払うべきいくつかの状況があります。

1 ◆ 傷病者の胸が濡れている場合

汗や雨などで胸が濡れていると，パッドがしっかりと貼り付かないだけでなく，電気がからだの表面にある水を伝わって流れてしまうために，AEDの効果が不十分になります。乾いた布やタオルで胸をふいてから電極パッドを貼り付けてください。

2 ◆ 貼り薬などが貼られている場合

貼り薬や湿布薬が電極パッドを貼り付ける位置に貼られている場合には，これをはがし肌に残った薬剤を乾いた布やタオルでふき取ってから，電極パッドを貼り付けます。貼り薬の上から電極パッドを貼り付けると電気ショックの効果が弱まったり，貼り付けた位置にやけどを起こしたりすることがあります。

3 ◆ 医療器具が胸に植え込まれている場合 （図16）

皮膚の下に心臓ペースメーカーや除細動器を植え込む手術を受けていると，胸に硬いこぶのような出っ張りがあります。そのときは，出っ張りを避けて電極パッドを貼り付けてください。

4 ◆ 子どもにAEDを使用する場合 （図17）

AEDは子どもにも使用できます。小学校にあがる前の子どもには，未就学児用パッドを使用します。未就学児用モードがあるAEDは，キーを差し込んだり，レバーを操作したりして未就学児用に切り替えて使用します。未就学児用パッドが入っていなければ，小学生～大人用の電極パッドを使用します。乳児はからだが小さいので，成人と同じパッドを使う際にはからだの前後に貼るなどパッド同士が接触しないように工夫します。ただし，小学生や中学生以上の傷病者に未就学児用パッドを用いると電気ショックの効果が不十分になりますので小学生～大人用パッドを使用してください。

図16　医療器具が植え込まれている場合

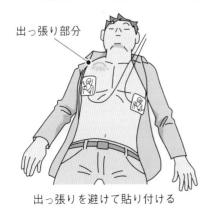

出っ張り部分

出っ張りを避けて貼り付ける

図17　未就学児用モード

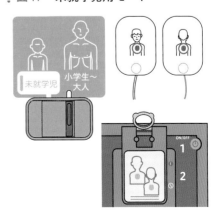

　突然の心停止では，心臓が細かくふるえる（けいれんする）「心室細動」と呼ばれる不整脈が生じていることが多いといわれています。心室細動は心臓から血液を全身に送り出すことができない状態，すなわち心停止です。AEDは，この「心室細動」という異常なリズムを正確に判断し，電気ショックを与えることで細動（心臓の筋肉の細かいふるえ）を取り除きます（除細動）。心臓の筋肉は，もともと自動的に一定のリズムで収縮する性質をもっているので，電気ショックで細動が取り除かれると，元の収縮が戻ってくるのです。

　心停止の中には，細かいふるえもなく完全に止まってしまっている状態もありますが，この状態では電気ショックの効果はなく，AEDからショックの指示はありません。

　電気ショックの結果，必ずしも心臓が正しい動きに戻るとは限りません。また，電気ショック後に心臓が動き出すまでにも時間がかかるので，電気ショック後も，ただちに心肺蘇生を再開する必要があります。

　電気ショックが早ければ早いほど，救命の可能性は高くなります。電気ショックが1分遅れると，救命の可能性がおよそ10％下がるといわれており，一刻も早い電気ショックが求められます。その場に居合わせた人がAEDを用いて電気ショックを行った場合の社会復帰率は40％を越え，救急隊が到着した後で，電気ショックを行う場合の約2倍も高いことがわかっています（☞35頁図3参照）。また，胸骨圧迫をすると，脳に血液を送って脳の障害を防ぐだけでなく，心臓自体にも血液が届いて，心臓の機能を保つとともに，電気ショックが成功する可能性が高まります。絶え間のない胸骨圧迫と素早いAEDの使用が，心停止となってしまった人を救命するための鍵を握っています。

⋮ 図18　電気ショック時の心電図の変化

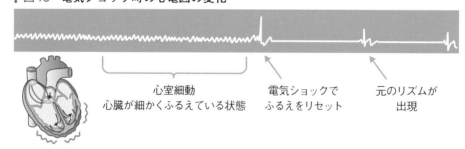

心室細動
心臓が細かくふるえている状態

電気ショックで
ふるえをリセット

元のリズムが
出現

⋮ 図19　AED　JISマーク

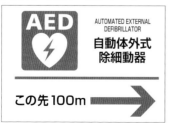

統一されたマークで，誰にでもわかるようにAED案内用記号のJIS規格が定められた。

✎ AEDを有効に活用するための試み

　AEDがあるだけでは，心停止となった人を救命することはできません。一刻を争う場面にAEDが届き，使われることで初めて救命に役立つのです。実際に，AEDがすぐそばにあったのにもかかわらず，使われることなく救命できなかった事例も報告されています。AEDを有効に活用するためには，どのような取り組みが必要でしょうか。

1．AEDを使った一次救命処置ができる人を増やす

　まずは，AEDを用いた一次救命処置ができる人を増やす試みです。

　すべての人が，当たり前のようにAEDを用いた一次救命処置ができるようにするために，小学生から中学校，高等学校と繰り返して学ぶ体制づくりが求められています。また，心肺蘇生の手順をシンプルにしたり，完璧でなくてもよいので行動を起こす重要性を広く啓発したり，といった試みも続けられています。

2．AEDがすばやく現場に届くしくみを構築する

　もう一つは，AEDがすばやく心停止の現場に届くしくみづくりです。

　目安として，心停止から5分以内に電気ショックが可能となるような体制が推奨されています。これには，片道1分の距離（150m程度）ごとにAEDを設置する，設置場所がわかるようにAED設置場所のマークを統一する（図19），コンビニエンスストアなど目印となる場所へのAEDの設置を進める，などがあげられます。AED設置者が適切にAEDを管理し，いざというときに備えることも重要です。

　最近では，インターネット上でAEDの設置情報を公開するAEDマップと呼ばれる取り組みも進んでいます（図20）。さらに，消防機関の指令室と連携して，スマートフォン上で心停止発生場所と最寄りのAEDの情報を共有し，あらかじめ登録した救助者がAEDを持って心停止現場に駆けつけるしくみの構築も進められています。

⫶ 図20　公益財団法人　日本
　　　　AED財団のAEDマッ
　　　　プ（AED N@VI）

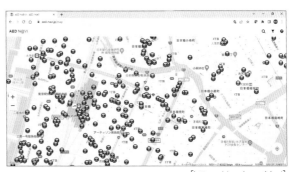

スマートフォンを使って最新の
AED設置場所を共有する仕組
み。最寄りのAEDの検索や未
登録のAEDの登録ができる。

[https://aed-navi.jp/]

第3章　学んでおきたい救急蘇生法の基礎知識

3 人工呼吸の方法

　心臓震盪や心疾患など心臓の不具合が原因で突然の心停止をきたした直後は，傷病者の血液中にまだ十分な酸素が含まれていますので，胸骨圧迫によって送り出される血液は，脳などの重要な臓器に酸素を供給することができます。それでも心停止から数分後には，人工呼吸を行うことで傷病者の肺に酸素を補給しなければ，血液中の酸素が枯渇します。一方，窒息や溺水など肺から血液に酸素を取り込めなくなった結果，心臓の活動に必要な血液中の酸素が欠乏して心停止に至った状況では，血液に酸素を供給するための人工呼吸と胸骨圧迫が必要です。

① 頭部後屈あご先挙上法による気道の確保

　意識障害や心停止におちいった傷病者の筋肉は緊張がなくなり，仰向けの姿勢では舌の付け根が沈んで（舌根沈下をして）気道をふさいでしまいます（図20）。気道の閉塞を解除する方法が，「頭部後屈あご先挙上法」です。救助者は胸骨圧迫のためにひざまずいた姿勢のままで，傷病者の頭側の手で額を押さえながら，もう片方の手の指先を傷病者のあごの先端，骨の硬い部分に当ててあごを持ち上げることによって気道が確保されます。このとき，のどの柔らかい部分を押さえると逆に舌が気道をふさいでしまうので注意してください（図21）。

⁝ 図20　舌根沈下

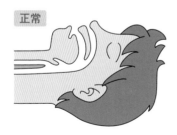

正常

舌根沈下

⁝ 図21　頭部後屈あご先挙上法

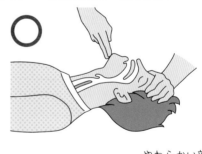

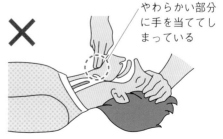

やわらかい部分に手を当ててしまっている

②口対口人工呼吸法

　救助者の呼気に含まれる酸素濃度は，大気中の酸素濃度（21%）よりも4%ほど低くなりますが，生命を維持するのには十分な濃度です。そのため，救助者の呼気を傷病者の肺に吹き込む人工呼吸によって，傷病者の血液中に酸素を供給することができます。

　頭部後屈あご先挙上法により額を押さえている手の指で傷病者の鼻をつまみ，救助者は口を大きく開けて傷病者の口をおおって密着させ，約1秒かけて胸が上がる程度を目安に息を吹き込みます（図22）。気道を確保したまま口を離すと，傷病者の肺が縮んで二酸化炭素を多く含んだ息が吐き出されます。心肺蘇生では，これを続けて2回行います。ただし，人工呼吸を行っている間は胸骨圧迫が中断され，血液を全身に送ることができなくなります。2回の人工呼吸による胸骨圧迫の中断時間は10秒以内にします。うまくできなくても2回までとしましょう。

　適切な人工呼吸の実施が救命率を向上させます。効果的な「頭部後屈あご先挙上法」と「口対口人工呼吸法」を習得するため，訓練用の人形を使った心肺蘇生講習を受講してください。

③胸骨圧迫と人工呼吸の組み合わせ

　その場に居合わせた救助者が人工呼吸の訓練を受けており，それを行う技術と意思がある場合は，胸骨圧迫と人工呼吸とを組み合わせた心肺蘇生を行います。胸骨圧迫30回に続けて人工呼吸を2回行い，この組み合わせを繰り返します。

図22　口対口人工呼吸法

①息を吹き込む　　　　　　　　　　②息が自然に出るのを待つ

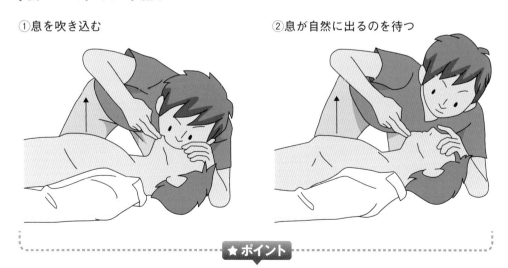

★ポイント

◎胸が上がる程度　◎約1秒かけて吹き込む　◎吹き込みは2回

4 心肺蘇生の継続

不整脈による心停止などでは，市民がAEDを使って行う電気ショックによって細動（心臓の筋肉の細かいふるえ）が取り除かれ，心臓が再び動き始め，心停止の現場で救命が可能となる場合があります。しかし，すぐに心臓の動きが回復しない場合も多くあります。こうした場合は，医療機関での集中治療につながるまで胸骨圧迫によって脳や心臓に血液を送り届ける必要があり，市民には救急隊に引き継ぐまで心肺蘇生を継続することが求められます。

心肺蘇生の中断時間が長くなると脳や心臓など生命活動にとって重要な臓器への血流が途絶え，脳の機能は戻らなくなります。傷病者が普段どおりの呼吸を始めるか目的のある仕草が認められるまで，いずれも認められなければ救急隊に引き継ぐ直前まで，心肺蘇生を続けてください。

傷病者に普段どおりの呼吸が戻って呼びかけに反応したり，目的のある仕草が認められたりした場合は，心肺蘇生をいったん中断して様子を見てください。

5 呼吸はあるが反応がないとき（回復体位）

傷病者に反応がないものの，普段どおりの呼吸が見られる場合は，注意深く様子を見守りながら救急隊を待ちます。からだを横向きに寝かせた姿勢（回復体位，図23）にすることにより，傷病者の気道が自分の舌や嘔吐物などで詰まったりするのを防ぐことができます。

仰向けになっている傷病者を回復体位にする手順は，以下のとおりです。

①救助者は，傷病者の横に膝をつきます。②救助者から見て手前側にある腕（回復体位で下側になる腕）を前に伸ばし，肘を直角に曲げて手のひらを上に向けます。③救助者から見て反対側の腕（回復体位で上側になる腕）を傷病者の胸の上に置きます。④救助者から見て反対側の膝を立てて，肩と膝の下をつかみ，からだを引き寄せるようにして横向きにします。⑤傷病者の上側になった膝を軽く曲げて，傷病者の姿勢を安定させます。⑥傷病者の手の甲をほほの下に入れて，気道がまっすぐになるようにします。

図23　回復体位

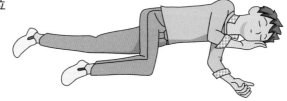

子どもへの対応

　市民による一次救命処置は，傷病者が大人でも子どもでも同じ方法です。

　目の前で子どもが倒れたとき，反応のない子どもを見かけたとき，これまで説明した心肺蘇生とAEDによる一次救命処置を行ってください。心臓の病気などが原因で心停止に至る割合が高い大人と違って，子どもでは，食べ物や口に入れたおもちゃなどをのどに詰まらせる窒息，溺水などの事故が心停止の原因として多くなります。この場合，胸骨圧迫と人工呼吸を組み合わせた心肺蘇生が救命率の向上につながります。

　ただし，子どもはからだが小さいので，胸骨圧迫の深さを胸の厚さの約3分の1沈む程度にしてください。

乳児への対応

　1歳未満の子どもである乳児の体格は大人に比べて著しく小さいため，最適な一次救命処置の方法が少し異なります。乳児に対する胸骨圧迫は，両乳頭を結ぶ線の少し足側を目安とする胸骨の下半分の位置を，救助者の2本指で押します（図24）。

　乳児に対する人工呼吸は，頭部後屈あご先挙上（☞52頁図21参照）をして，救助者の大きく開いた口で乳児の口と鼻を一緒におおい，密着させて，胸が軽く上がる程度まで息を吹き込みます（図25）。

┊ **図24　乳児の胸骨圧迫**

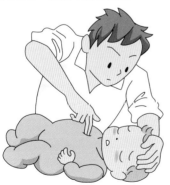

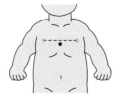

1歳未満の乳児
乳頭と乳頭を結ぶ線の真ん中より少し足側の位置に，2本の指を垂直に立て，胸の厚さの3分の1を目安として圧迫する。

┊ **図25　乳児の口対口鼻人工呼吸法**

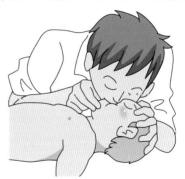

6 窒息への対応（気道異物による窒息）

　食べ物などがのどに詰まって，気道をふさいでしまうと窒息が起こります。食べ物を大きいまま飲み込んだ場合，高齢などで飲み込む力の弱い場合に可能性が高くなります。異物が気道を完全にはふさいでいなければ，傷病者はまだ声を出すことができます。この場合は，傷病者が咳で異物を吐き出せることがあるので，咳を促してください。声が出せないようであれば，119番通報をします。

　完全な窒息になると，息がまったくできず声が出せなくなります。傷病者が息を吸おうとしても，気道がふさがっているため空気は肺に入ってこなくなり，咳をすることもできなくなります。傷病者が苦しそうにしていること，顔色が悪いことなどから窒息が疑われるときには，まず，のどが詰まったのかを尋ねてください。傷病者が声を出せず，うなずくだけであれば，完全な窒息と判断します。助けることを傷病者に伝え，ただちに119番通報をしてください。

　この完全な窒息の状態では，呼吸ができず酸素が脳や臓器に届かないため，そのままでは傷病者は反応がなくなり，間もなく死に至ってしまいます。そのため，できるだけ早く，以下の方法で気道異物の除去を試みます。まず背部叩打法を行い，効果がなければ腹部突き上げ法を行い，異物が除去できるか傷病者の反応がなくなるまで続けます。

1 背部叩打法

　傷病者の後ろに立ち，背中の左右にある両方の肩甲骨と肩甲骨の間を，手の付け根（手掌基部）で，力強くたたきます（図26）。

2 腹部突き上げ法

　傷病者を後ろから抱えるように，救助者の腕を傷病者のウエスト付近に回します。回した手の片方で握りこぶしを作って，その親指側を，傷病者のへそより上，みぞ

おちよりも十分下のあたりに当てます。それにもう一方の手をかぶせて握り，素早く手前上方に向かって内側へ圧迫するように突き上げます（図27）。

　なお，妊婦（明らかに下腹が大きい場合）や1歳未満の子どもに対しては，腹部突き上げ法は用いず，次に示す背部叩打法のみを用います。

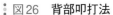
図26　背部叩打法

図27　腹部突き上げ法

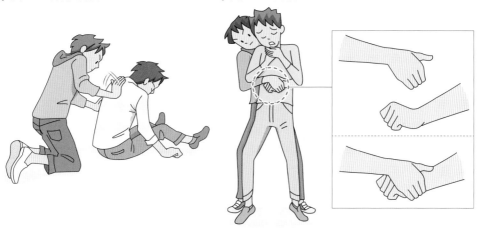

3　傷病者の反応がなくなった場合

　傷病者の反応がなくなった場合は，心停止の場合と同様に心肺蘇生の手順を開始します。まだ通報していなければ119番通報を行い，AEDの手配も行います。なお，胸骨圧迫を行っていると異物が移動して出てくることがあります。異物が口から見えた場合はこれを取り除いてかまいませんが，見えない場合には，やみくもに口の中を指で探らないでください。また，胸骨圧迫の中断時間が長くならないようにしてください。

7 出血への対応

　血液は，心臓のポンプ作用によって全身の臓器をくまなく循環し，その間に毛細血管壁を介して酸素，栄養素などと二酸化炭素，老廃物などとの物質交換を行い，生命を維持する上で重要な役割を担っています。ヒトの血液量は全体重の約8％で，体重65kgの場合約5Lに相当します。血液中には，酸素や二酸化炭素を運搬する赤血球や血漿，感染防御を担う白血球，出血を阻止する血小板などを含み，血漿はタンパク，糖，塩類，栄養素，老廃物，水が主成分です。けがや病気により血管が傷つき，短時間のうちに全血液量の3分の1以上を失うと，生命が脅かされます。したがって，救命には，一刻も早い止血が必要です。

　けがによってからだの表面から出血している場合には，後に詳しく説明する直接圧迫止血法が止血にはもっとも効果的です。一方，腹部打撲により損傷した肝臓や脾臓からの腹腔内出血，胸部打撲による胸腔内出血などの内出血では，緊急手術など医師による止血治療が必要となります。表面から見えない部位の出血では，けがをした状況や傷病者の症状から判断して，119番通報することが救命の鍵を握ります。また，肝臓病が進行すると食道粘膜の下にある静脈がクネクネ曲がってしまい，こぶ状に膨れ上がって突然破れ，嘔吐とともに口から出血（吐血）します。また胃や腸にできた潰瘍や腫瘍から出血すると黒い便（下血）となります。肺結核では炎症が進んだ肺胞の血管が破綻し，咳とともに口から出血（喀血）することがあります。いずれの場合も，医療機関を受診する必要があります。

1 出血による症状

　急な出血により体内の血液が不足して，命に危険が迫る出血性ショックでは，いくつかの典型的な症状が見られます。血液の不足をカバーするため，脈は速く，呼吸も速くなり，貧血のために顔色は青白くなり，皮膚は冷たくジットリしてきます。脳への血流が低下するので，めまい，ぼんやりとする，うつろになるなど意識が低下してきます（図28）。このような症状が認められたら，ただちに119番通報をし，

一刻も早く医療機関での治療を受けなくてはなりません。

2 止血時の注意点

　ある種の肝炎やHIV感染症／エイズは，ウイルスを含む血液や体液を介してヒトからヒトへ感染することがあります。けがをしたとき自分の血液に触れたとしてもまったく問題はありませんし，ウイルスを含むほかの人の血液に手が触れたからといってただちにウイルスが感染するわけではありません。ほかの人の血液が付いた刃物により皮膚が傷ついたり，飛び散った血液が目にかかったり，救助者の皮膚にきずがあるときは，ウイルスに感染する危険性があるので，止血の手当をするときには念のため，ゴム手袋やビニール袋を自分の手にかぶせ，できるだけ血液に直接触れないようにして手当をします（図29）。ほかの人の血液が皮膚に付いたときには，血液を水道水で十分に洗い流してください。

:図28　出血による症状

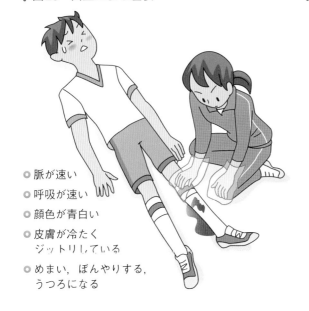

- 脈が速い
- 呼吸が速い
- 顔色が青白い
- 皮膚が冷たくジットリしている
- めまい，ぼんやりする，うつろになる

:図29　止血時の注意

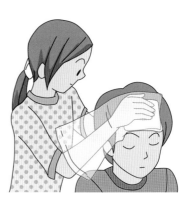

できるだけ，ほかの人の血液に
直接触れない

3 圧迫止血法

①直接圧迫止血法

　からだの表面からの出血では，厚みのあるガーゼ，ハンカチ，タオルなどの布をきず口に直接当て，血液が流れ出ないように布の上から手で圧迫します（次頁図30）。これが直接圧迫止血法です。止血するには時間がかかるので，少なくとも3

分以上，圧迫を続けます。いったん止血した後も，再出血を防ぐために，ガーゼなどはそのままきずに当てておきます。圧迫しているにもかかわらず出血が止まらない場合には，きず口に当てた布に血液がにじみ出てきます。圧迫する力が弱いか，圧迫部位がきず口からずれていることがありますので，両手で体重をかけるなど圧迫する力を強め，効果がなければ圧迫する範囲を広くしてください（図31）。

それでも出血が止まらない場合は，太い血管が切れていることもあるので，ただちに医療機関で治療する必要があります。119番通報をして，救急隊が到着するまできず口をできるだけしっかりと圧迫し続けてください。

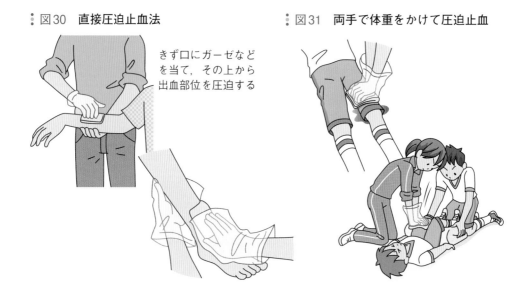

図30　直接圧迫止血法

きず口にガーゼなどを当て，その上から出血部位を圧迫する

図31　両手で体重をかけて圧迫止血

②異物への対応

ガラスや金属などの異物がからだに深く刺さっている場合，出血を押さえていた異物を抜くことで血管から大量の出血をきたすことがあります。119番通報をして，布などで異物を両側から固定するなどして異物を抜かずに救急隊の到着を待ちます（図32）。

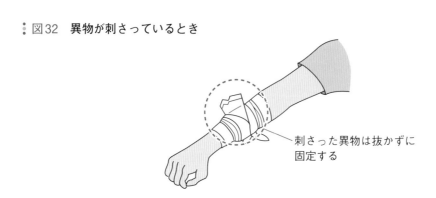

図32　異物が刺さっているとき

刺さった異物は抜かずに固定する

③鼻出血への対応

　鼻を左右に分けている壁のような部分（鼻中隔）の中で鼻の入り口に近いところには，毛細血管が多く存在しています。この部分をキーゼルバッハ部位といいます（図33）。この部分に外部からの力（顔面の打撲，鼻粘膜の引っかき）を受けたり，気圧の変化や乾燥などの刺激を受けることによって起こる鼻出血に対しても，外側から鼻をつまむ直接圧迫止血法が有効です。

　座ってうつむくように軽く下を向いて鼻をつまみ，3分以上強く圧迫します。鼻出血が止まらない場合，鼻出血を繰り返す場合は，病気の症状である可能性があるので，医療機関を受診してください。

::: 図33　キーゼルバッハ部位

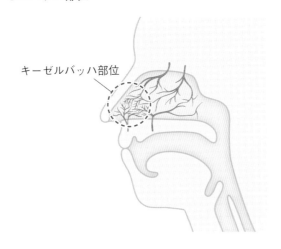

キーゼルバッハ部位

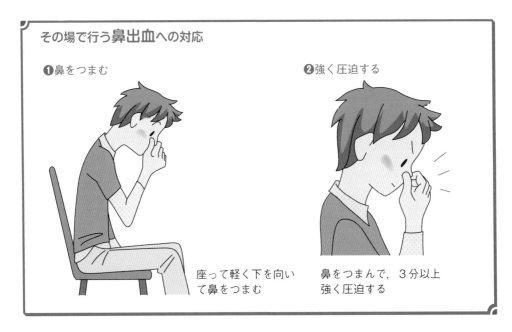

その場で行う**鼻出血**への対応

❶鼻をつまむ

座って軽く下を向いて鼻をつまむ

❷強く圧迫する

鼻をつまんで，3分以上強く圧迫する

心肺蘇生の方法とAEDの使い方を実践してみよう

「いざというとき」は，いつやってくるかわかりません。心肺蘇生・AEDの大切さと具体的な方法を学んだところで，実際に確認してみましょう。時間経過も確認すると，さらに現場で活かせるようになります。練習は，繰り返して行いましょう。

「いざというとき」に一歩踏み出す，ちょっとした勇気を後押ししてくれると思います。

項目	チェックポイント	経過時間
傷病者発見	□周囲の安全を確認する。	時間スタート
反応の確認・救援の依頼	□傷病者，肩をやさしくたたきながら，耳もとで「大丈夫ですか？」などと大声で呼びかける。 □反応がないときには，「誰か来てください！」など大声で叫び，周囲の注意を喚起する □119番通報とAEDを持ってきてもらうように依頼する。	
呼吸の観察	□傷病者をあおむけに寝かせ，傷病者の胸と腹部の動きを見て，呼吸が正常かどうかを10秒以内に観察する。	①ここまで （　　　）秒 目標▶15秒前後
胸骨圧迫	□胸の上下左右の真ん中を目安として，胸骨の下半分に手のひらのつけ根を置く。 □肘をまっすぐに伸ばし，真上から，圧迫する。 □胸が約5cm沈みこむ深さで圧迫を繰り返す。 □1分間に100～120回のテンポで圧迫を繰り返す。 □胸骨圧迫の中断を最小にする。	②ここまで （　　　）秒 目標▶35秒前後
気道確保	□傷病者の顔を横から見る位置に座る。 □頭側の手で傷病者の額を押さえながら，もう一方の手の指先を傷病者のあごの先端の硬い部分に当てて持ち上げる。	③人工呼吸 2回終了まで （　　　）秒
胸骨圧迫と人工呼吸	□気道確保の姿勢のまま，額に当てた手の親指と人差し指で傷病者の鼻をつまんで鼻孔をふさぐ。 □救助者は口を大きく開いて傷病者の口に当て，息が漏れないようにしっかりとおおう。 □およそ1秒かけて，傷病者の胸が上がるのが見てわかる程度に息を吹き込む。 □吹き込みは2回繰り返す。 □以後，「胸骨圧迫30回，人工呼吸2回」の組み合わせを，絶え間なく続ける。	目標▶45秒前後 （②から10秒以内）
AEDが到着→AEDによる電気ショック	□AEDを傷病者の近くに置き，ケースを開けて，電源を入れる。 □傷病者の胸をはだけ，電極パッドを胸の右上と左下側に貼る。 □AEDの音声により電気ショックの指示が， 　①あった場合，誰も傷病者に触れていないことを確認して，電気ショックボタンを押す。その後ただちに胸骨圧迫から心肺蘇生を再開する。 　②なかった場合，ただちに胸骨圧迫から心肺蘇生を再開する。	

活用例
❶時間は気にせず，各手順を確実に行ってみる。
❷少人数のグループにわかれ，それぞれ，練習する人，チェックする人，タイムキーパーを分担する。
❸チェックする人とタイムキーパーは，それぞれチェックの結果などを踏まえて練習した人にアドバイスする。
❹役割を交代し，グループのメンバー全員が「練習する人」を行うようにし，お互いをチェックする。
❺チェック後，意見交換することで，実際に行う際のポイントを学ぶ。
❻メンバー全員が練習を終えたら，アドバイスの結果を意識しながら，2回目の練習を行う。

場面に応じた応急手当

　私たちは，日々の生活のあらゆる場面で，けがをしたり，事故にあったり，急な病気になったりする可能性があります。また，それは自分だけでなく，身近な友人や家族，あるいは街の中ですれ違った人であるかもしれません。そんなとき，医師でも救急隊員でもない私たちにも，その人たちのために，できることがあります。

　それぞれの場面に応じた適切な手当を知り，いざというときに慌てずに，自信をもってできるように，習得しておくことが大事なことです。

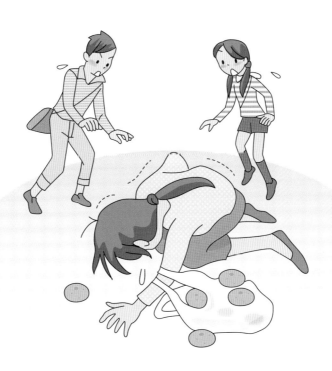

1 応急手当とは

　家庭や学校，公共の場などで，急な病気やけがをした人を助けるためにとる行動が「応急手当」です。「ファーストエイド」とも呼びます（図1）。医師や看護師，救急救命士といった特別な資格をもっていなくても，比較的安全に行うことができるものです。これによって，医療機関で医師に診療してもらうまでの間や，救急車が到着するまでの間に，病気やけがの悪化を防ぐことが期待できます。ですから，みなさんも積極的に学んでおきましょう。いざというときにきっと役に立ちます。

　ただし，応急手当だけでは，万全ではありません。119番通報や医療機関への受診が遅れたりすることがないようにしましょう。とくに，重大な病気やけがの可能性がある場合には，遠慮せずに，ためらわずに，ただちに119番通報する必要があります。重大な病気やけがを疑う症状の主なものは，図2のとおりです。

　救急車を呼んだほうがよいか，自分で医療機関を受診すればよいか，あるいは自分で受診するにしても，どこの医療機関に行けばよいのか迷うこともあります。そのような場合には，住んでいる都道府県や市町村に，救急相談窓口があるので，電話で相談するとよいでしょう（詳しくは，☞第6章参照）。

：図1　市民が行う救急蘇生法

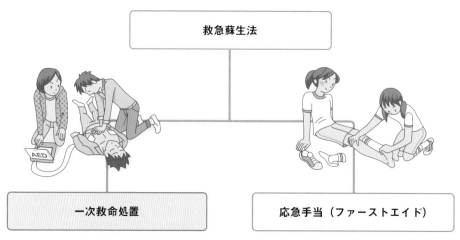

市民が行う救急蘇生法には，「一次救命処置」と「応急手当（ファーストエイド）」がある。

図2　ためらわず119番通報するべき症状

> **こんな症状が見られたら，ためらわずに119番通報してください！**
> **重大な病気やけがの可能性があります。**

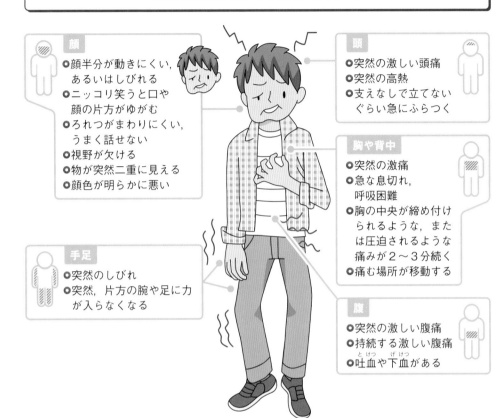

顔
- 顔半分が動きにくい，あるいはしびれる
- ニッコリ笑うと口や顔の片方がゆがむ
- ろれつがまわりにくい，うまく話せない
- 視野が欠ける
- 物が突然二重に見える
- 顔色が明らかに悪い

頭
- 突然の激しい頭痛
- 突然の高熱
- 支えなしで立てないぐらい急にふらつく

胸や背中
- 突然の激痛
- 急な息切れ，呼吸困難
- 胸の中央が締め付けられるような，または圧迫されるような痛みが2～3分続く
- 痛む場所が移動する

手足
- 突然のしびれ
- 突然，片方の腕や足に力が入らなくなる

腹
- 突然の激しい腹痛
- 持続する激しい腹痛
- 吐血（とけつ）や下血（げけつ）がある

意識の障害
- 意識がない（返事がない）またはおかしい（もうろうとしている）
- ぐったりしている

吐き気
- 冷や汗を伴うような強い吐き気

けいれん
- けいれんが止まらない
- けいれんが止まっても，意識が戻らない

飲み込み
- 食べ物をのどに詰まらせて，呼吸が苦しい
- 変な物を飲み込んで，意識がない

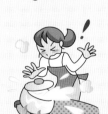

けが・やけど
- 大量の出血を伴うけが
- 広範囲のやけど

事故
- 交通事故にあった（強い衝撃を受けた）
- 水に溺（おぼ）れている
- 高所から転落

> **そのほか，いつもと違う場合，様子がおかしい場合**

［総務省消防庁：「救急車を上手に使いましょう～救急車 必要なのはどんなとき？～」より］

第**4**章　場面に応じた応急手当

2 けがに対する応急手当

1 頭部外傷

　頭部外傷は，ボールやバットが頭に当たった，自転車で転倒した，暴力により頭部や顔面を殴られたり蹴られたりした，というような直接的な力が加わることで起こります（表1）。軽ければ頭皮の内出血（たんこぶ）だけですみますが，頭がい骨が折れるほどの力であれば，その内側にほぼ隙間なく詰まっている脳も損傷を受けて，脳の表面やその中に出血をすることがあります。また，直接何かがぶつからなくても，人と衝突する，自動車に乗っていて交通事故にあうなど，頭が大きく激しく振られるだけで，頭皮や骨には異常がなくても，脳だけが損傷を受ける場合もあります。乳幼児の場合には，寝かせていたソファーから落ちる，つまずいて転んだときにゴーンと大きな音がして周囲に気づかれる，ということもあります。

　頭を打ったときには，その人の頭を少し高くして安静にさせ，まわりの人が声をかけて意識がしっかりしているかを確認します。しっかり返事ができて，頭を打ったときの状況を正確に話すことができれば様子を見ても大丈夫ですが，頭痛やめまい，吐き気があったら念のため医療機関を受診します。返事がしっかりできない，ボーとしている，目を開けてくれない，というときには，すぐに119番通報をして医療機関を受診しましょう。また，頭をぶつけた人では，意識の変化がもっとも重要です。意識がしっかりしていたのに，徐々にボーっとしてきて反応が悪くなってきたときにも，すぐに119番通報をします。

　乳幼児の場合には元気に泣いているか，いつもどおりにミルクを飲むかなどで判断します。また高齢者や大きな事故の場合には，頭を打ったときに同時に首（首を通る脊髄）も痛めている可能性（15％程度）もあります。手足のしびれや首の痛みがあれば，頭を支え首が動かないように固定して救急隊の到着を待ちます。頭皮は血流が豊富なので，頭皮が切れて出血しているときには，すぐにハンカチやタオルなどで直接圧迫止血し，出血を持続させないようにしてすぐに医療機関を受診します。

　意識がないとき，けいれんを起こしたときにも，すぐに119番通報をします。嘔

吐したときには，首をねじらないようからだ全体をいっしょに横にして，吐いた物がのどに詰まらないよう心がけます。その間，やさしく扱い，常に誰かがついて見守ります。

表1　頭部外傷の種類と対応

頭部の皮膚，皮下のみの損傷	通常，すぐに命の危険はない。頭皮は血管が多いため，小さなきずでも出血が多く見られるので，しっかり圧迫止血する。皮下のみの損傷ではたんこぶができ，赤く腫れる。意識がしっかりしていれば，様子を観察する。
脳振盪	頭部に受傷後，一時的に意識を失ったり，手足の動きや感覚に異常が見られたりするが，短時間のうちに，何の障害も残さないで回復する。念のため，医療機関を受診する。
頭がい骨骨折	頭がい内損傷（☞下欄参照）を伴うことがある。骨折だけの場合，命の危険は少ないが，骨折の診断は医療機関でしかできない。意識がしっかりしていなければ，すぐに119番通報をする。
頭がい内損傷 [頭がい内出血と脳挫傷がある]	時間の経過とともに悪化して，すみやかに適切な治療が行われないと致命的となることもある。この場合は，意識状態の変化がもっとも重要な手がかりになる。意識状態の変化には，①受傷直後から意識がないか，またははっきりしていないもの，②受傷直後に一時的に意識がなくなるが，やがて回復し，ある程度時間が経って再び意識障害があらわれるもの，③最初は意識がはっきりしていても，しだいに意識障害になるもの，などがある。このような意識障害に加え激しい頭痛，吐き気，嘔吐，けいれん，耳出血，鼻出血などがあれば，頭がい内損傷の疑いが大きくなるので，すぐに119番通報をする。

その場で行う頭部外傷の手当

❶頭部を打ったら静かに寝かせます。

意識の状態に注意する

時々声をかける

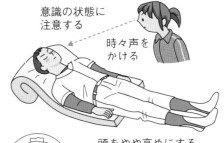

頭をやや高めにする。首を動かさないように上半身を水平に寝かせる

たんこぶができたら冷やす

❷頭皮から出血があれば止血します。

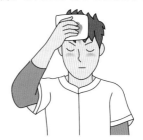

頭部はきずが小さくても出血が多いので，きず口を直接清潔なガーゼかハンカチなどでしっかり圧迫して止血する

❸意識がないとき，意識障害があらわれたとき，けいれんを起こしたときにも，すぐに119番通報をします。

2 胸部外傷

　胸部外傷には，物が胸にぶつかったり，はさまれたりする鈍的外傷と，刃物や銃器による鋭的外傷（皮膚に穴があく開放性外傷）があります（表2）。

　鈍的外傷とは，転んだり，机の角にぶつかったり，自動車にはね飛ばされたりなどして受けた外傷のことをいい，原因としては，交通事故，スポーツ中の事故，機械や器材などの落下や圧迫，乱暴な行為によって多く起きています。鋭的外傷とは，刃物など鋭いもので受けた開放性の外傷のことをいい，ナイフ，包丁，アイスピック，銃などによって受けた外傷です。

　呼吸困難が強い，チアノーゼの出現（表2「鈍的外傷」③参照），呼吸数が多い，これらの症状が徐々に強くなる場合には119番通報をします。鋭的外傷の場合はすぐに医療機関の受診が必要です。

表2　胸部外傷の種類と対応

鈍的外傷 ［物がぶつかったり，はさまれたり］	① 軽症では，胸壁（胸の外表面）の打撲や擦過傷だけですむこともあるが，より重症になると胸壁の一部である肋骨が折れることがある。指で押すと折れた部分に強い痛みがあり，深呼吸や咳，からだを動かすたびに痛みが出る。単純な肋骨骨折では，強い呼吸困難を起こすことはないが，一度に多数の肋骨が折れたり，両側の肋骨が折れた場合は，呼吸困難が出現する。
	② 肋骨が折れる際に，その先端が胸の内部にある肺や血管を傷つけることがあり，空気や血液がたまる（気胸や血胸）。呼吸が困難になり，咳と一緒に血液を吐き出すこともある。さらに重症では，肺や心臓自体，肺と心臓・全身を結ぶ大きな血管が裂けて大出血をすることがあり，短時間で心停止に至り，救命できない場合もある。
	③ くちびる，指先が青紫色になることをチアノーゼといい，体内の酸素が不足している状態で，呼吸の状態が重症であるサインである。同様に，1分間に30回以上の呼吸数がある状態も重症のサインといえる。
鋭的外傷 ［刃物や銃弾による開放性の損傷］	① 刃物やアイスピックによる胸部の切創，刺創では，深く入った場合に肺や心臓，大きな血管に直接穴があいて大出血をする危険性がある。また肺では空気もれも起こる。気管に刺さった場合には，直後から呼吸困難におちいり，食道に刺さった場合には，後から重症の炎症を引き起こすことがある。銃による胸部外傷では，エネルギーが大きいため損傷が広い範囲に及び，死に至ることも多い。
	② 訴えを聞くとともに，チアノーゼの存在，きず口からの出血や空気もれの有無を確認し，穴をガーゼなどで軽くおおい119番通報をする。

その場で行う胸部外傷の手当

❶着衣をゆるめて水平に寝かせますが，少し上半身を高くしたほうが楽なら布団やマットなどに寄りかからせます。

❷大声を出したり，からだをねじったりしないようにします。

❸鋭的外傷，呼吸困難や呼吸数の増加，症状が徐々に強くなる場合には，すぐに119番通報をします。

❹刃物などによる刺しきずは，たとえきず口が小さく最初に症状がなくても，時間とともに呼吸困難や出血性ショックがあらわれることがあるので，とくに注意します。

❺開放性の場合は，清潔なガーゼなどを当て，きず口が完全にふさがれないように気をつけます。

❻呼吸停止のときは，可能ならば人工呼吸を行います。心停止では胸骨圧迫を行います。

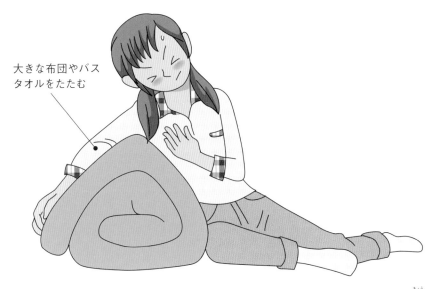

大きな布団やバス
タオルをたたむ

呼吸が苦しそうだったり痛みが強い場合には，前胸部にしっかり当てて呼吸による胸郭の動きを抑えると楽になる。

3 腹部外傷

　腹部外傷は，交通事故，高所からの墜落・転落，スポーツ，暴力行為などによって，腹部を強く打ったり，機械や車両などで腹部を強く圧迫されたりすることによって起こります（鈍的外傷）。骨盤の骨折を起こすこともあります。また，刃物や銃器によることも多く，開いたきずから腹部内臓が外に出たりすることもあります（鋭的外傷または開放性外傷）。腹部を強く打った場合に，意識がはっきりしていない，腹痛が強い，臓器が見えるときには，すぐに119番通報をします。

　腹部の強い打撲や圧迫では，肝臓，脾臓，腎臓など（図3）が傷つくことがあり，出血が多いときは出血性ショックにおちいります。このようなときは，できるだけ早く緊急処置を行い，出血を止めないと命を救うことができなくなります。外傷を受けた直後から強い腹痛があり，みるみる顔が蒼白になり，呼吸が浅く，腹部がふくらんでくるときは，内臓が傷ついたことによる大出血が考えられます。骨盤の骨折からも同様に出血性ショックにおちいることがあります。大出血が疑われたときにも，すぐに119番通報をします。

　また，胃や大腸，小腸などの消化管の破裂を起こすこともあり，このような場合は時間の経過とともに腹膜炎に進展します。腹膜炎の症状は，外傷直後よりも数時間ぐらいしてあらわれることが多く，強い腹痛に発熱や嘔吐を伴い，腹部が板のように固くなります。このような症状は腹膜炎といわれ，緊急手術が必要になりますので，症状がどんどん悪化するときには，すぐに119番通報をします。

　ナイフや包丁などの刃物による刺しきず，銃弾による銃創なども，重要な臓器を傷つけ，出血や腹膜炎を起こすことが多くなります。

　細くて長い包丁や，ナイフなどが刺さった場合には，表面的には小さな刺しきずでも意外に深く，内部を大きく傷つけていることがあります。そのため，開放性の腹部外傷の場合には表面的なきずのみにまどわされないように注意が必要です。

　図3　腹部の構造

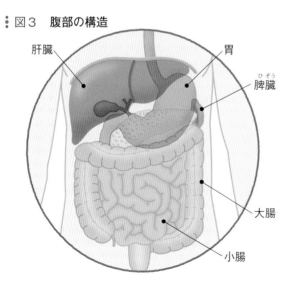

肝臓

胃

脾臓

大腸

小腸

その場で行う**腹部外傷の手当**

❶腹痛の強いときは，衣服をゆるめ静かに寝かせます。

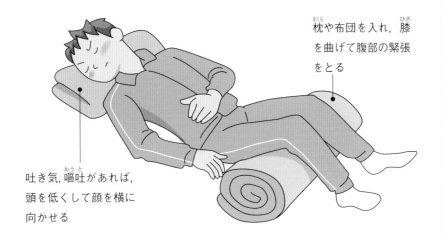

枕や布団を入れ，膝を曲げて腹部の緊張をとる

吐き気，嘔吐があれば，頭を低くして顔を横に向かせる

❷刺しきずや強い腹痛がある場合，顔面が蒼白である場合，発熱や嘔吐を伴い腹部が板のように固いときは，すぐに119番通報します。

❸腹痛が軽くても，数時間は安静にし様子を見ます。その間は水を飲ませたり，食べ物を与えてはいけません。

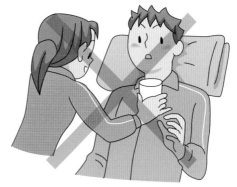

水や食べ物を与えない

❹刺さった包丁やくいは抜かずに，可能なら周囲を厚くタオルで巻いてテープで固定し，ぐらつかないようにして運びます。
抜いてしまうと大出血を引き起こす危険があります。

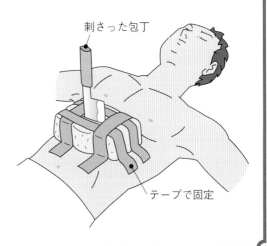

刺さった包丁

テープで固定

4 四肢の外傷

　四肢（上肢と下肢）の外傷は，皮膚のきずや，打撲，捻挫，脱臼，骨折が主なものです。

　四肢は長い棒状の形をしているので，どの部分を指しているのか区別する必要があります。

　すね，二の腕といった名前は，人や地域によって異なる部分を指していることがあるため，専門的には図4のように分けて手当を考えます。

①きず（創傷）

　表面を単に擦りむいたものから，皮膚が断裂してひどく出血しているものなど，きずにはいろいろなタイプがあります。皮膚がやぶれていない擦りきずなどと比べて，切りきずや刺しきずなど，皮下組織が露出しているような開放性のきずは，感染（化膿）しやすく早急に適切な手当をする必要があります（表3）。出血が続いているときは，直接圧迫止血法を行います（☞59頁）。それでも出血が止まらない場合は，119番通報をします。

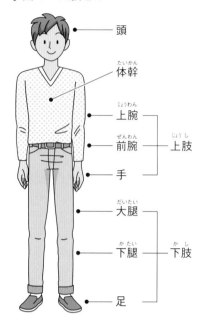

図4　四肢とは

- 頭
- 体幹
- 上腕 ┐
- 前腕 ├ 上肢
- 手 ┘
- 大腿 ┐
- 下腿 ├ 下肢
- 足 ┘

表3　きずの種類と特徴

きずの種類	きずの特徴
擦過傷 [擦りきず]	皮膚の表面を擦りむいてできたきずで，出血は比較的少ない。皮膚の間に砂・泥などの異物が入り込みやすい。転んだときなどによく起きる。
切創 [切りきず]	鋭い刃物やガラスなどで切ったきずで，きずのふちは直線状であることが多い。 深いきずの場合は出血も多く，神経や血管，腱などを切ることもあるので注意が必要。

刺創 [刺しきず]	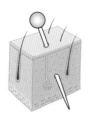	針・釘・木・竹など先端がとがったもので刺したきずで，きず口が小さくても，中は強く傷ついていることがある。異物がきずの奥に残ることが多いので化膿しやすく，とくに破傷風に気をつける必要がある。
挫創［組織がくずれたきず］	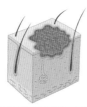	丸みをおびたものが強くぶつかって皮膚が破れて生じるきずで，きずのふちはギザギザとなり，きずの形や深さも不規則な形となる。 きずのまわりの組織が押しつぶされるため，後から皮膚が壊死（血液が流れなくて組織が死んだ状態）におちいったり，化膿したりして，治りにくいきずである。

その場で行うきずの手当

▶擦過傷

❶砂・土・泥などの異物を水道水でしっかり洗い流します。油分などが混じったひどい汚れは，刺激の少ない石けんを使って洗ってもかまいません。消毒剤は細菌を殺す作用がありますが，生きている細胞に対しても毒性があるので，直接きずの中に塗るのはあまり勧められなくなってきました。

❷きずがきれいになったら，ばんそうこうや軟こう，ガーゼなどでおおい，包帯などで動かないように固定します。以前はきずを乾かして治すのが一般的でしたが，最近は湿潤療法といって，菌がいない状態ではやや湿った環境でおおっておいたほうが皮膚の再生が早いことがわかってきています。

❸表面だけのきずか判断できないときや大きな擦過傷のときには，医療機関を受診するようにしましょう。

▶切創と刺創

❶鋭利なもので皮膚が完全に切れたものであり，とくに大きなきずは縫合処置が必要となります。釘，木のトゲなどによる小さなきずでも，深く入ってしまった場合や異物が体内に残っている可能性がある場合は，無理して自分で取らず，早めに医療機関を受診して治療を受けます。

❷深いきずの場合は，化膿しやすいという問題のほかに，後から破傷風などの重い病気を発症する心配があります。破傷風は汚れたきずから破傷風菌が入り，数日〜2週間程度経ってから，口が開かない・食べ物が飲み込みにくいなどの症状で発症します。やがて，けいれんなどを起こし，放置すると呼吸困難になって死亡する病気ですが，定期の予防接種をきちんと受けていれば，10歳代での発症はまれです。

❸予防接種を受けてから何年も経っている場合は，効果がなくなってきているので，安全のために追加の予防接種を受けたほうがよいでしょう。

❱きずの手当

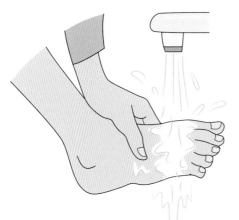

❶きずの洗浄と異物の除去
水道水などできれいに洗う。

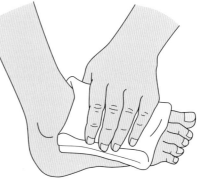

❷きずの止血と保護
清潔な布やガーゼできずをおおう。その上から手で10〜15分圧迫するとほとんどの出血は止めることができる。

❸包帯による固定
保護ガーゼの上に軽く包帯を巻く。

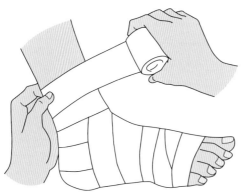

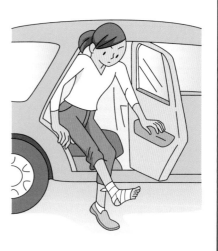

❹医療機関の受診
大きなきずや深いきずの場合、なるべく早く医療機関を受診する。直接圧迫止血法で出血が止まらない場合は、119番通報をする。

②打撲

人や物に強くぶつかったときに起こるもので，皮膚の下のやわらかい組織が傷つき，一部が切れて内出血する状態で，打ち身ともいいます。その部分を押すと痛みがあり，後から腫れてきたり内出血で紫色になったりします。

その場で行う打撲の手当

応急手当の基本は，安静にしたり（Rest），冷やしたり（Ice），軽く圧迫したり（Compression），挙上したり（Elevation）することです。これを英語の頭文字をとってRICE（ライス）といいます。安静にすることでそれ以上の悪化を防ぎ，冷やすことで痛みを軽くし，腫れてくることを予防します。また，包帯などで軽く圧迫することや高く上げることも腫れや内出血を軽減します。こうすることで，けがの悪化を防ぎ，苦痛をやわらげ，治りを早くすることが期待できます。

ただし，長時間の冷却は皮膚を痛める原因となるので，とくに氷や保冷剤などを直接皮膚に当てるのは避け，濡れタオルなどの上から冷やすのが基本です。

❯ RICE

- 安静（Rest）
  動かすと痛んだり，内出血や腫れがひどくなるので，打撲した部位を安静にする。

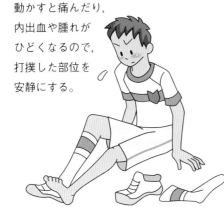

- 冷却（Ice）
  血管が縮まり，内出血や腫れが抑えられると，痛みがやわらぐ。

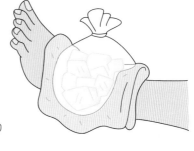

- 圧迫（Compression）
  内出血や腫れが抑えられるとともに，痛みを感じにくくなる。

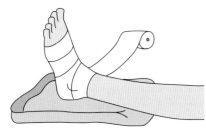

- 挙上（Elevation）
  心臓より高くすることで，痛めた部分に流れる血液量を少なくすることができ，内出血や腫れを抑えられる。

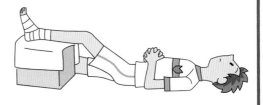

③捻挫

　足首や手首，膝などの関節をひねること
により，関節をおおっている関節包という
袋や関節を補強している靱帯が出血したり，
伸びたり，切れたりするものを捻挫といい
ます（図5）。

　膝や足首など体重を支える部分に多く，
とくに足首の捻挫は「足をくじく」とも表
現されます。捻挫をすると関節を動かすと
きに痛みがあり，後から腫れてきたり内出
血が見られたりすることがあります。

⋮ 図5　捻挫のしくみ

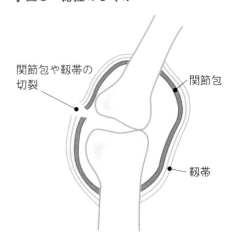

関節包や靱帯の
切裂

関節包

靱帯

その場で行う捻挫の手当

　RICEと関節の固定が基本になります。捻挫をしたらまず冷やすことを優先し，
それから動かないように包帯で固定します。

　痛みや腫れがひどい場合は，医療機関を受診します。また，移動できないほど痛
みがひどい場合は，バスタオル，段ボール，新聞などの添木で固定すると楽になり
ます。直接添木が当たると痛い部分には，綿やタオルなどを当てて保護するとよい
でしょう。

❶膝：膝は軽く曲げた状態でふくらはぎ側から少しずつ上のほうに巻いてきます。
　添木を当てる場合は膝の裏側に当てると安定します。

❷足首：足首を直角にした状態で，8の字を描くように巻いていきます。添木を当
　てる場合はかかと側に当てます（☞80頁参照）。

◉バスタオルを使った固定

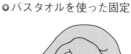
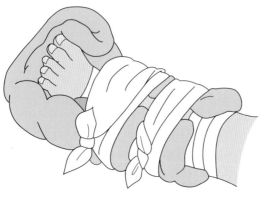

◉膝の手当

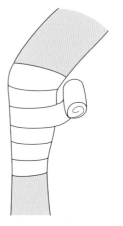

④突き指

　手を壁にぶつけたりボールが当たったりするなど，指先に瞬間的に強い力が加わって指の部分に痛みが出たり腫れたりするものを突き指といいますが，実際にはさまざまな状態が含まれます。指の関節を補強している靱帯を痛めると，脱臼したり関節が不安定な状態になったりします。また，関節の近くが骨折したり，腱が切れたりしていることもあります。突き指の中には自然に治るものもありますが，正しい診断と治療を受けないと，変形や動きの制限などの後遺症が残ることが少なくありません。とくに無理やり引っ張って治そうとするのは，危険です。指が動かせなかったりひどく痛んだりするときは，医療機関を受診します。

その場で行う**突き指の手当**

❶包帯と添木で固定します。指の根もとの関節の突き指では，手首近くまで添木を使って固定します。関節部分をテーピングして指が簡単に折れ曲がったりしないようにする方法もあります。

指を引っ張らないこと

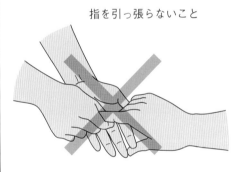

冷蔵庫の氷をビニール袋に入れて痛みや腫れのある部分を冷やす

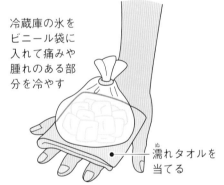

濡れタオルを当てる

❷不安定な場合は，隣の指と一緒に添木を当てて包帯を巻くと固定力が上がります。

●隣の指と同時に包帯固定する方法

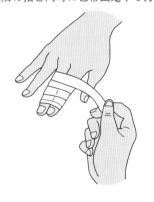

●添木を当てて包帯固定する方法

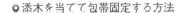
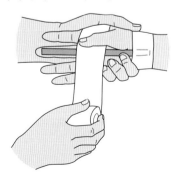

⑤肉離れ

　肉離れは正式には筋断裂といい，筋肉が伸ばされた状態で，急に筋収縮が起こると，自分の筋力に負けて筋肉が部分断裂することによって発生します。典型的なものでは，スポーツをしているとき，ふくらはぎの内側のやや上のほう（腓腹筋）に痛みが生じます。スポーツの種類や動作によっては，大腿部の前面（大腿四頭筋）や後面（ハムストリング）に生じることもあります。筋肉の断裂の程度はさまざまで，数日で痛みがひくものから，長期間固定が必要なものまであります。

　スポーツなどをする前には，ストレッチなど準備体操を十分に行うことが肉離れを予防するために大切です。

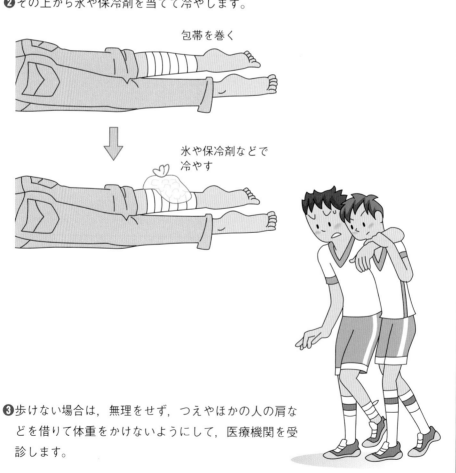

その場で行う肉離れの手当

❶肉離れをした筋肉が動かないように固定します。肉離れの部分は出血や炎症を起こして腫れてくるので，弾力包帯固定やサポーターなどで圧迫します。

❷その上から氷や保冷剤を当てて冷やします。

包帯を巻く

氷や保冷剤などで冷やす

❸歩けない場合は，無理をせず，つえやほかの人の肩などを借りて体重をかけないようにして，医療機関を受診します。

包帯法を学ぼう

　打撲した場合の圧迫に限らず，きずの保護や，簡単な止血，関節の固定などの際に，包帯の巻き方を知っておくと便利です。手近に包帯がなければ，タオルやハンカチ，シーツ，三角巾などで代用してもかまいません。三角巾は正方形の布を対角線上で二つに折ったり切ったりして三角形にした布のことで，折りたたむと包帯代わりになります。

包帯の種類：①巻軸帯（巻き包帯）：伸縮性がないのでゆるみのない固定に適しています。②伸縮包帯：2.5～3倍までの伸縮性がある包帯で，四肢に密着して巻きやすく，ガーゼの保持などに適しています。③弾力包帯（弾性包帯）：適度な厚みと弾力性があり，止血のための圧迫やむくみの軽減に適しています。④そのほか（三角巾，など）。

包帯の巻き方の基本：①巻き始めは，同じ場所を一周させて重ね巻きをしてから斜めに巻いていきます。②巻く方向は，うっ血させないために手足の先端から上のほうに向かって1/2～1/3ずつ重ねながら巻き上げます。③包帯止めやばんそうこうで止めるか，帯の途中を指で押さえて，巻いている方向と逆に折り返し，折り返した部分と尾を結びます。④手足の先端は色や感覚がわかるよう露出させます。⑤巻軸帯はやや引っ張りながら巻き，伸縮包帯・弾力包帯は転がすように巻きます。また，芯に向いていた面が表に出てくるようにしたほうが巻きやすくなります。⑥足先や指先に巻くときは，すっぽ抜けてしまわないよう，関節の手前にも何周か巻いておきます。

◉巻き包帯を使っての包帯法

◉巻き始め

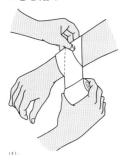

端を斜めに出す。

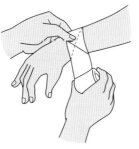

端を折り返して重ね巻きし，固定する。

◉止め方

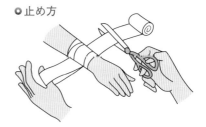

包帯止めで止めるか，包帯の端を2分して結ぶ。

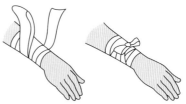

結び目はきずを避ける。

❶ 腕や脚を巻くとき

○ らせん巻き

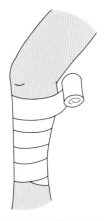

同じ太さの部位を巻く場合に使う巻き方。
1/2 〜 1/3 ずつ重ねながら斜めに巻き上げる。

○ 折り返し巻き

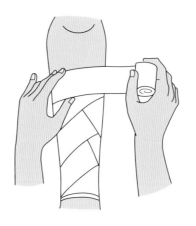

太さの異なる部位を巻く場合に使う巻き方。
1/2 〜 1/3 ほど重ね，折り返して巻く。

○ 固定巻き（蛇行帯）

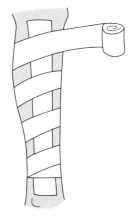

包帯の長さが足りないとき，大きなガーゼが落ちないようにしたり，添木を当てて巻くときに使う。

❷ 指を巻くとき

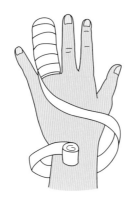
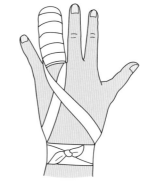

❷ 足首を巻くとき

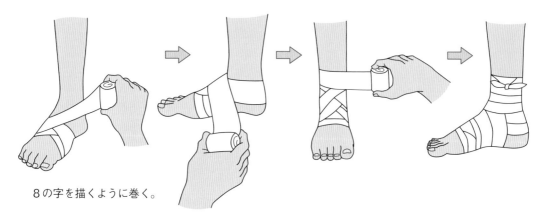

8 の字を描くように巻く。

◉三角巾を使っての包帯法

👆三角巾の作り方

三角巾は，開いたまま使ったり，使用目的や使用部位に合わせて折りたたみ，たたみ三角巾を作って使用する。

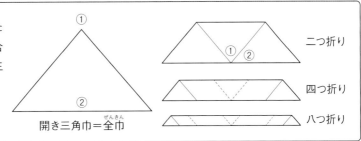

① ②

開き三角巾＝全巾（ぜんきん）

二つ折り
四つ折り
八つ折り

◉腕や脚で太さが一定の部位を包帯するとき

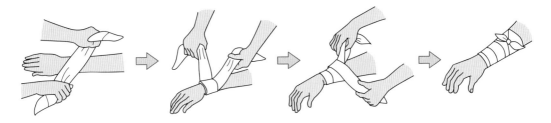

◉膝を包帯するとき

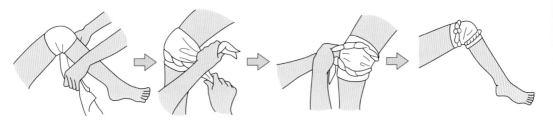

◉肘を包帯するとき

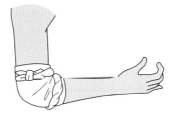

◉足を保護包帯するとき

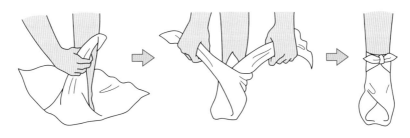

⑥脱臼

　骨と骨のつなぎ目のことを関節といいます。関節で骨同士が通常の位置から外れることを脱臼といい（図6），骨同士の接触が一部残っているものを不完全脱臼（亜脱臼），完全に離ればなれになってしまっているものを完全脱臼といいます。肩や肘に多く，いったん脱臼するといつもとは違った特徴的な姿勢をとります。脱臼していても少しは関節が動きますが，正常な位置に戻そうとすると強い痛みが出て，バネのように元の異常な姿勢に戻ってしまいます。

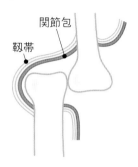

┊図6　脱臼

関節包
靭帯

その場で行う脱臼の手当

　一番楽な位置で動かないように固定することが大切です。脱臼は骨折や周辺の腱や神経，血管の損傷を伴っていることがあり，無理に戻そうとするとさらに損傷をひどくしてしまう可能性があります。脱臼の整復は専門家が行うもので，気軽に試みるべきではありません。

　応急手当としては，肩関節の脱臼や骨折が疑われるときは三角巾を用いて固定します。

❶三角巾の頂点が肘のほうにくるようにして，前腕を包むようにします。

❷損傷した腕をつり上げ，首の後ろで縛ることで固定します。腕をつったときに本人から見て腕の向こう側にある布の先端をけがしている側の肩に，腕の手前にくる布の先端を反対側の肩にもっていって結ぶと首のまわりがきつくなりません。

❸頂点に結び目を作って，肘の部分が外れないようにします。

◉肩関節の脱臼が疑われる場合
　痛みの少ない位置で固定して，医療機関を受診する

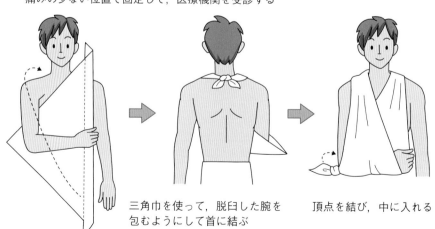

三角巾を使って，脱臼した腕を包むようにして首に結ぶ

頂点を結び，中に入れる

⑦骨折

骨折は，骨の表面にきれつが入って連続性がなくなってしまう状態をいいます。ずれの少ないものは一般に「ひび」といいますが，広い意味ではひびも骨折の一つです。骨折した部分がばらばらにくだけたものは粉砕骨折と呼び，今では複雑骨折という名前は使いません。また，疲労骨折とは軽い外力が繰り返し加わった場合に生じるずれの少ない骨折で，スポーツなどの練習のしすぎによって起こることが多いものです。骨折した場所に開放性のきずができて，骨が外に露出したものを開放骨折と呼び（図7），細菌が侵入して感染を起こすことがあるため治療を急ぐ必要があるので，119番通報をします。

骨折は外部から強い力が加わって起こるので，一般には交通事故や転落事故，スポーツ中の激しいぶつかり合いなどによって起きています。ただし，骨が弱くなった高齢者では，つまずいたり，床の上で転んだりするなどの軽い力でも骨折してしまうことがあります。完全に骨折してしまうとすぐに激しい痛みがあり，動かすことはできず，外見上の変形も見られます。骨折が疑われたら，必ず医療機関を受診します。

⁝図7　粉砕骨折と開放骨折

粉砕骨折

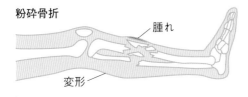

腫れ

変形

開放骨折

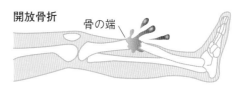

骨の端

その場で行う骨折の手当

骨折が疑われたら，それ以上ずれがひどくならないように固定することが原則です。変形があっても無理に矯正せず，雑誌，板，段ボール，棒，発泡スチロールなどを利用して，損傷部や周囲の関節が動かないようにします。固定することで，近くにある神経や血管を損傷することを防ぎ，痛みをやわらげる効果もあります。固定する場合は，しびれや血行がわかるように指先やつま先が見えるようにします。開放骨折を疑ったら，きずをガーゼなど清潔な布でおおい，包帯で固定します。

❷骨折部位別の固定法

❷肩の骨折

鎖骨や上腕骨の根もとの骨折は，転倒して肩から落ちたときや手を強くついたときに起こりやすいものです。三角巾などで腕をつり，できれば肩が揺れ動かないよう，胸のまわりを別に一周させるように固定します。三角巾の上に上着を着て，腕を包み込むのもよいでしょう。基本的には，肩の脱臼と同じ方法で固定します。

▶ 上腕の骨折

上腕の外側から添木を当てて固定し，肩の骨折と同様に三角巾などで腕をつります。肘が動かないように前腕まで固定すると痛みが楽になります。

▶ 前腕の骨折

雑誌や添木を当てて肘から手首の先まで固定します。手のひらはからだの側に向けておいたほうが，前腕にある2本の骨が交差してよじれるのを防ぐことができます。

▶ 肘の骨折

肘に近い上腕や前腕の骨折が含まれます。肘を曲げても痛まないときは，上腕の骨折と同じように肘を90度に曲げた状態で手首まで固定します。肘を動かせないときは，そのままの位置で上腕から手首まで添木を当てて固定します。

▶ 手首の骨折

肘から指先まで添木で固定します。手のひら側に添木を当てると安定します。

▶ 股関節の骨折

比較的，高齢者に多く見られる，大腿の付け根の骨折のことです。変形は目立ちませんが歩けなくなるため，車いすに乗せるか，寝かせてから119番通報をして医療機関を受診します。

◉上腕の骨折の手当

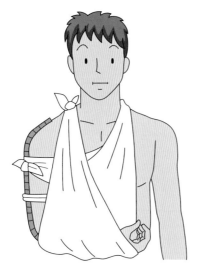

◉前腕の骨折の手当

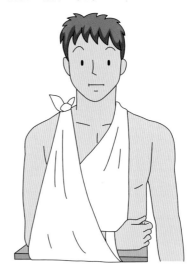

◉肘の骨折の手当

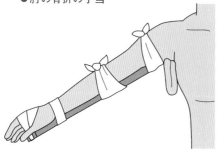

◉手首の骨折の手当

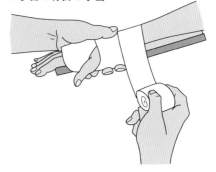

❶大腿の骨折

人体の中でもっとも大きく長い骨で強力な筋肉もついているため，変形や強い痛みを伴います。痛みが強くならない範囲で健康な足と平行にしてから腰から足首まで添木で固定します。十分な長さの添木がない場合は，毛布やタオルで周囲を動かないように固定します。

❶膝の骨折

添木は大腿から足首まで膝の裏側に当てます。膝を伸ばすと痛い場合は，膝のすぐ裏側にタオルなどを入れてから固定します。

❶下腿の骨折

皮下組織が少ないためすぐに腫れてくる骨折です。膝の上からつま先まで添木をふくらはぎ側に当てて固定します。足首がうまく固定できない場合は，下腿の両側から添木を当てると安定します。

❶足首の骨折

足首をひねって起こるため，捻挫と区別がつかないことがあります。そっと靴や靴下を脱がした後，捻挫と同様にタオルなどで固定します。L字型の添木があると安定します。

◉大腿の骨折の手当

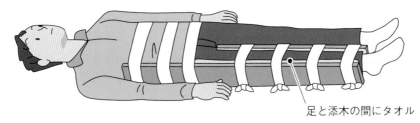

足と添木の間にタオル

◉膝の骨折の手当

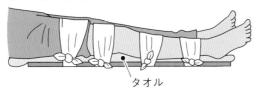

タオル

◉下腿の骨折の手当

下腿の後側に添木を当てる方法

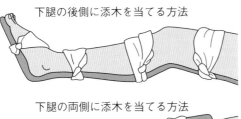

下腿の両側に添木を当てる方法

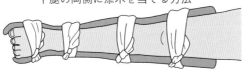

◉足首の骨折の手当

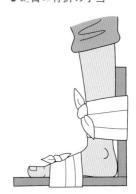

⑧アキレス腱断裂

　筋肉が骨に付着するところで細く硬くなった部分を腱といい，ふくらはぎの筋肉がかかとの骨につながる強じんな腱をとくにアキレス腱と呼んでいます（図8）。この腱がジャンプや踏み込み動作，バックステップなどふくらはぎの筋肉が強く収縮する動作で切れてしまうのがアキレス腱断裂です。断裂した瞬間には「ふくらはぎを蹴られた感じ」がしたり，音や衝撃を自覚したりすることもあります。直後はすごく痛みますが，しばらくすると足首を動かせたり歩けたりすることがあり，注意

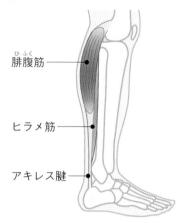

：図8　アキレス腱とは

腓腹筋

ヒラメ筋

アキレス腱

が必要です。アキレス腱に触れると，切れた部分が落ちくぼんでいることがわかります。断裂したアキレス腱が自然にくっつくことはないため，必ず医療機関を受診します。

その場で行う**アキレス腱断裂の手当**

❶アキレス腱断裂が疑われた場合は，体重をかけて歩行しないようにします。椅子に座って足をぶら下げたり，うつぶせに寝たりして，足首が伸びた姿勢をとります。

❷膝下から足先まで，足首が伸びた状態でかかと側に添木を当てて包帯などで固定します。膝は，やや曲げたほうが腱の緊張がやわらぎます。

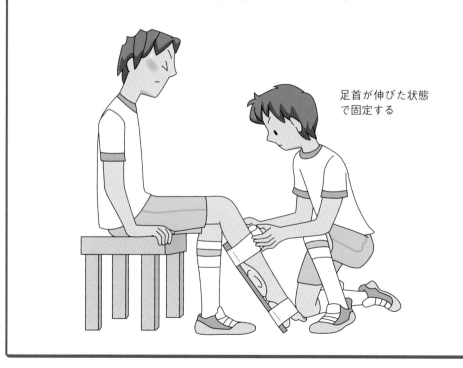

足首が伸びた状態
で固定する

⑨こむら返り

　ふくらはぎの筋肉がけいれんして勝手に収縮してしまい，自分の意思では動かせずに強い痛みが出るのが，こむら返りです。「足がつる」ともいいますが，安静にしているときや寝ているときに起こることもあり，原因にはさまざまなものがあります。血液中の電解質のバランスがくずれていたり，血液のめぐりが悪かったり，腰に持病があったり，熱中症の初期症状として出ることもあります。しかし，もっとも多いのは筋肉の使いすぎによる筋疲労です。このため，スポーツをする前には十分な栄養・水分補給を行い，ストレッチなどの準備体操をしておくことが大切です。

その場で行うこむら返りの手当

❶膝頭を押さえて膝を伸ばし，足首の関節が曲がるように足先に手を添えて反らします。すぐに再発することがあるので，しばらくは安静にします。

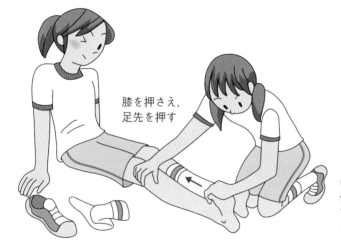

膝を押さえ，
足先を押す

けいれんしている部分を逆方向に反らして伸ばし，温めてよくもみほぐす

❷ふくらはぎではなく，足の裏の筋肉がつった場合は，足の裏の筋肉が伸びる方向に親指を反らします。
　硬くなった足の裏の筋肉をゆっくり押してマッサージするのも有効です。

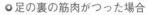
◉足の裏の筋肉がつった場合

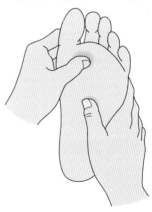

⑩ ぎっくり腰

　ぎっくり腰とは，重い物を持ち上げたり，腰を深く曲げたりした瞬間に突然腰に痛みが走る状態で，専門的には「急性腰痛症」といいます。原因は，腰や骨盤のまわりにある関節の捻挫や筋肉の損傷，椎間板と呼ばれる軟骨の損傷などさまざまな状態が含まれます。腰痛だけでなく，下肢にしびれや痛みが走る場合には神経が圧迫されている可能性があり，早めに医療機関を受診するようにしましょう。

その場で行うぎっくり腰の手当

❶腰を前後左右に反らすと痛みが強くなるため，痛みが楽になる姿勢を見つけます。
　多くの場合は横を向いて寝て，軽く股関節と膝を曲げると楽になります。

❷移動する場合には，タオルなどを骨盤の上のほうから腰のまわりにきつめに巻くと，痛みが軽くなります。

○ぎっくり腰の際の寝方

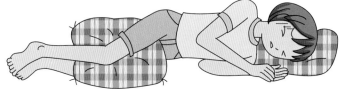

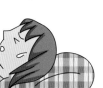

横を向いて膝を曲げる。
上を向く場合は，膝下に枕を入れる

○タオルなどの巻き方

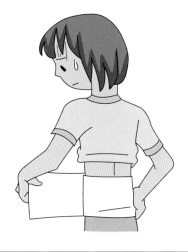

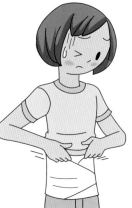

タオルなどを引っ張りながらきつめに巻くと安定する

5 脊椎・脊髄の損傷

　脊椎というのは背骨のことで，からだを支える重要な働きがあります。脊椎は7個の頸椎，12個の胸椎，5個の腰椎と仙骨・尾骨が少しずつ重なりながらできており，脳から続いている脊髄を守っています（図9）。この脊椎が骨折したり脱臼したりしたものが脊椎損傷で，神経である脊髄が傷ついたものが脊髄損傷です。脊椎だけが傷つくこともありますが，ひどい脊椎損傷では脊髄損傷も同時に起こります。

　脊髄損傷では，手足が動かなくなったり感覚が麻痺したりすることがあります。いったん脊髄損傷を起こすとなかなか再生されないため，後遺症が残ることが少なくありません。したがって，交通事故や転落などにより脊椎や脊髄に損傷の疑いがある場合は，無理に動かすと症状を悪化させてしまうため，とくに慎重な対応が必要です。脊椎・脊髄損傷が疑われたら，ただちに119番通報をします。

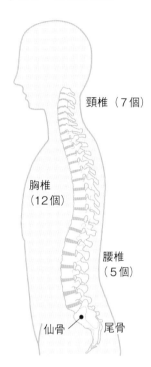

：図9　脊椎の構造

頸椎（7個）

胸椎（12個）

腰椎（5個）

仙骨　　尾骨

その場で行う脊椎・脊髄損傷の手当

　脊椎損傷・脊髄損傷が疑われる場合は，安易に動かさずに119番通報するのが基本です。
　とくに頸椎は不安定で簡単に左右前後に動くため，首をまっすぐにしく頸椎にストレスのかからない自然な位置で支えてあげます。

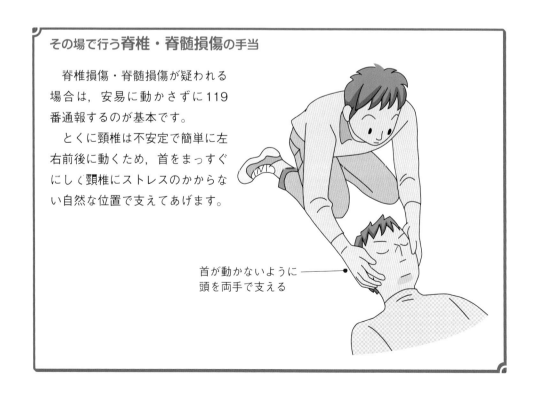

首が動かないように頭を両手で支える

6 やけど（熱傷）

　日常生活の中では，誰もがやけどをする可能性があります。日焼けはもっとも軽いやけどであり，火によって起こるやけど以外にもさまざまな場面で注意が必要です。重症のやけどでは，単なる皮膚の損傷にとどまらず，さまざまな合併症を起こして死亡することもあります。一般的にやけどの重症度は，受傷した面積と深さ，やけどをした人の年齢で決まります。重症の場合にはただちに119番通報をします。

①やけどの広さ

　やけどの広さは，体表面積の何％を受傷したかであらわします。手のひらの面積は体表の約１％で，手のひらに相当する面積がいくつあるかで求めることができます。一般的に体表の20％以上のやけどでは入院が必要で，30％以上は重症です。

②やけどの深さ

　やけどの深さはⅠ度からⅢ度までの３段階に分類されます（図10）。
　Ⅰ度は皮膚表面のみのやけどで，水疱（みずぶくれ）は形成されません。皮膚は

図10　やけどの深さ

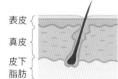

表皮 { Ⅰ度：皮膚表面（表皮）のみのやけど（水疱なし）
真皮 { Ⅱ度：Ⅰ度より深いやけど（水疱あり）
皮下
脂肪 { Ⅲ度：Ⅱ度より深く，血管，神経などが破壊されたやけど（水疱なし）

表4　やけどの状況・外見と症状・経過

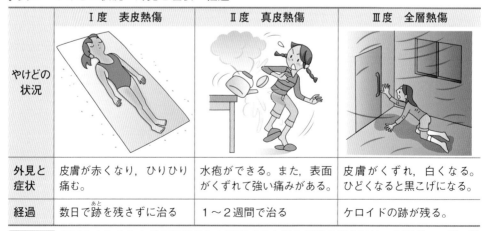

	Ⅰ度　表皮熱傷	Ⅱ度　真皮熱傷	Ⅲ度　全層熱傷
やけどの状況			
外見と症状	皮膚が赤くなり，ひりひり痛む。	水疱ができる。また，表面がくずれて強い痛みがある。	皮膚がくずれ，白くなる。ひどくなると黒こげになる。
経過	数日で跡を残さずに治る	１～２週間で治る	ケロイドの跡が残る。

気道熱傷 部屋やトンネルなどの閉鎖された場所での火災や爆発の場合には，有毒ガス・煙・熱風にまかれて気管や肺が傷つき，窒息や意識を失うなど重症となる危険がある。

赤くなりひりひりとした痛みがありますが，数日のうちに跡を残さず治ります。Ⅱ度はⅠ度より深いやけどで，水疱ができることがあります。強い痛みを伴って，治るまで数週間がかかります。Ⅲ度はもっとも重症のやけどで，皮膚の深くまで達するため，受傷部分は感覚がなくなってしまうこともあります（表4）。

③年齢

　年齢は，やけどが重症になるかどうかを左右する大きな要素になります。子どもや高齢者では，成人と同じ程度のやけどでもより重症となります。

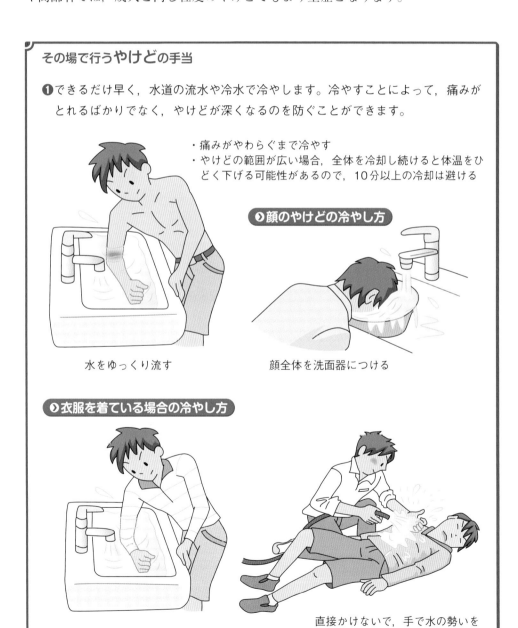

その場で行うやけどの手当

❶できるだけ早く，水道の流水や冷水で冷やします。冷やすことによって，痛みがとれるばかりでなく，やけどが深くなるのを防ぐことができます。

・痛みがやわらぐまで冷やす
・やけどの範囲が広い場合，全体を冷却し続けると体温をひどく下げる可能性があるので，10分以上の冷却は避ける

▶顔のやけどの冷やし方

水をゆっくり流す

顔全体を洗面器につける

▶衣服を着ている場合の冷やし方

脱がずに，着たまま冷やす

直接かけないで，手で水の勢いをコントロールする

❷水道の水が使えない場合の冷やし方

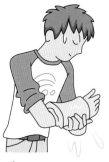
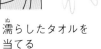
濡（ぬ）らしたタオルを当てる

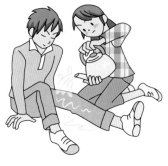
やかんに水を入れて注ぐ

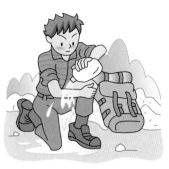
登山中などで水がないときは水筒の水を利用する

❷衣類の上からやけどをした場合は，無理に脱がしたり，取ったりしてはいけません。無理に脱がすと，きずを悪化させます。また，水疱ができていても破らないようにします。軟膏（なんこう）やチンク油などの薬は使いません。

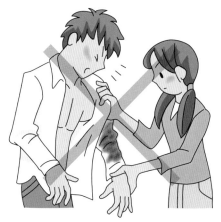

薬を使用しない　　無理に衣類を脱がさない

❸次に，細菌感染を防ぐため，清潔なガーゼやハンカチなどできず口をおおい，急いで医療機関を受診します。

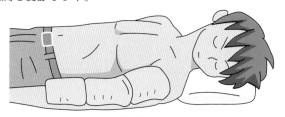

ガーゼか布でおおう

❹Ⅱ度，Ⅲ度のやけどで範囲が広い場合や，血圧低下，意識がもうろうとするなどの症状がある場合はすぐに119番通報をします。

⚠ 注意すること

・何よりもまず，やけどの面積，深さを大きくしないようにする。
・きず口には，使用後に繊維（せんい）の残る物を避け，できれば清潔なガーゼを当てる。
・複数の指をやけどした場合は，1本ずつ包帯をする。
・広範囲のやけどは，清潔なガーゼやシーツでそっと包み，救急車の到着を待つ。
・欲しがれば，水などの飲み物を与えてもよい。

7 動物による刺しきず，かみきず（刺咬傷）

　イヌ，ネコ，ヘビ，ネズミなどの動物にかまれた場合（咬傷）は注意が必要です。動物の歯は不潔であり化膿しやすく，きずも深いため，破傷風の危険があるからです。さらに，その動物がもつ毒が問題になることもあります。ハチによる刺しきずでは，直後からアレルギーを起こして呼吸困難やショックにおちいることもあります。きずを受ける場所によっては，医療機関に着くまで時間を要することも多くあります。

その場で行う刺しきず，かみきずの手当

●イヌやネコにかまれたとき

❶イヌやネコにかまれると狂犬病になる可能性があります。日本では，1957年以降狂犬病は発生していませんでしたが，2006年に海外でイヌにかまれた人が帰国後に発症し亡くなりました。

❷きずは深くなりやすく，重症化の予防のために，医療機関を受診する。

●ヘビにかまれたとき

❶毒ヘビであるマムシとヤマカガシ（ごく少数）は本土に，ハブは沖縄地方に生息しています。毒ヘビには2本の毒牙があり，かまれた直後からその部位の強い痛みと灼熱感があり，その後，腫れが強くなってきます。

❷毒ヘビかどうか，かまれたのがヘビかどうか，わからないことも多いので，草むらなどでかまれて跡が残り，その直後から強い痛みと腫れが強くなるときには毒ヘビにかまれた可能性を考え，かまれた手足を心臓より低い位置で安静にしてすぐに医療機関を受診します。ヘビにかまれたことがわかっている場合は，かまれたヘビの特徴を伝えます。

毒ヘビ
毒ヘビは2本の長いきばをもち，上から見ると三角形の頭をしている。

無毒のヘビ

●ハチに刺されたとき

❶直後に強い痛みがあり，人によってはアレルギー反応（アナフィラキシー）を起こして，のどが腫れて呼吸困難や喘息発作，顔面の強いむくみを生じることがあります。

❷そのような症状が出たらすぐに119番通報をします。アレルギー体質の人は，症状の有無にかかわらず受診した方が安全です。

❸アナフィラキシーを予防するためにアドレナリン自己注射器（エピペン®）を持っている場合には，本人がそれを使えるよう手助けをします。アドレナリン自己注射器（エピペン®）については☞101頁参照。

第4章　場面に応じた応急手当

8 感電・雷撃

①感電

　感電は，電気器具や高圧線への接触で起こります。軽いとチクチクする程度ですが，電流は筋肉の一時的な麻痺を起こし，脳や心臓に流れると低電流でも容易に意識障害，けいれん，心臓の動きの異常や心停止を起こします。電圧が高いほど流れる電流も多く損傷の程度が強くなります。同じ電圧でも直流よりも交流，交流ならば高周波よりも低周波のほうが，組織損傷が強くなります。

　感電して倒れたときや，電線に触れた後の高所からの墜落による外傷や，衣服への引火によって，やけどをすることもあります。

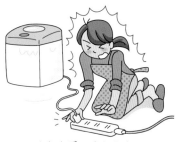

ぬれた手でさわらない

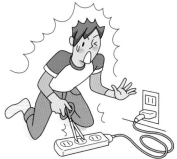

電気にいたずらしない

②雷撃

　落雷の直撃を受けると，高電流が一瞬でからだを流れ，即死することが多く，仮に即死をまぬがれても感電による症状が出ることがあります。

⚠ 雷撃の注意点

- ◦空が光ったら（稲光が見えたら）すぐに避難する。
- ◦雷の音は，340m/秒で進むので，光ってから何秒後に雷の音が聞こえるかで，おおよその距離を推測することができる。
- ◦河原などの開けた場所から避難し，くぼ地などで身を低くしてしゃがむ（寝そべるのはかえって危険）。4m以上の木なら，木の幹や枝から2m以上離れてしゃがむ。
- ◦もっとも安全なのは車内，鉄筋コンクリートの建物である。
- ◦身に着けた金属類は外す必要はない。

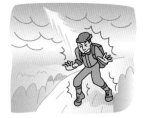

落雷を予想して避難する

感電や雷撃で倒れている人を見たときの手当

❶救助者が感電しないよう，十分に注意しつつ，電気器具が原因の場合には，まず電源を切ります。乾いた竹や棒で傷病者に接触した電線や器具を払いのけます。

❷すぐに119番通報をします。反応と呼吸がなければ，心肺蘇生を開始します。

❸はね飛ばされたときは，頭や胸を強打してけがをしていないかに注意します。

❹電流の流入・流出部は，深いやけどを起こしていることがあるので，その手当（清潔なガーゼでおおう）を行います。

溺水

溺死は，不慮の事故による死亡では上位を占めています。溺水による呼吸停止，心停止は，気管や肺への水の侵入や，のどの反射的けいれんなどによる窒息が主なもので，ときには急性の心不全や死に至る不整脈，飛び込んだときの脊髄損傷などが含まれます。そのため，溺れている人に対する手当の基本は，心肺蘇生が中心になります。先に心臓の病気やてんかんを起こしていることもあります。海や川では低体温症（☞107頁参照）になっていることもあります。

自分が溺れたときは，呼吸を確保することがもっとも重要です。次の点を覚えておきましょう。

＊力を抜いて仰向けで浮く

＊服や靴は脱がない（この方が浮きやすくなります）

＊川では足先を下流に向け，岩などは足で蹴って衝突を避ける

①溺れている人を発見した場合の救助法

1▶▶ただちに119番（海上では118番）し，消防隊やライフセーバーなどの専門の救助者に通報します（救助は，専門の救助者にまかせましょう）。

2▶▶水面に浮いて援助を求めているときは，救助のために飛び込むのはかえって危険なので，つかまって浮くことができる物を投げ入れます。

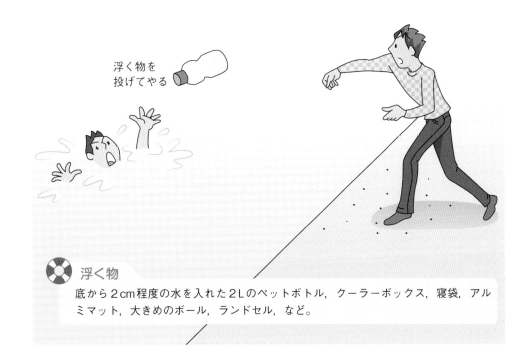

浮く物を
投げてやる

🛟 浮く物

底から2cm程度の水を入れた2Lのペットボトル，クーラーボックス，寝袋，アルミマット，大きめのボール，ランドセル，など。

3▸ロープを投げ入れたり，長い棒を差し出して，つかまってもらいます。

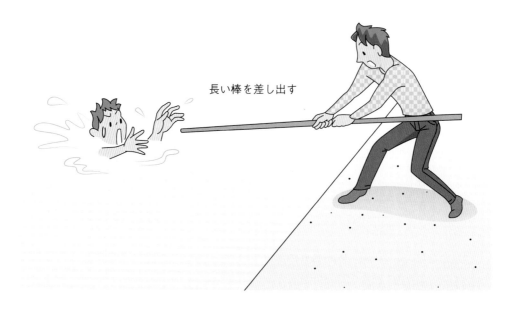

長い棒を差し出す

②救助するときに注意すること

1▸まず，大声で助けを呼びます。救助する人は，一人でも多いほうがよいから
です。

2▸泳ぎに自信があっても，水の中には入らずに岸からの安全な救助方法を考え
ます。

3▸泳いで助けるときは，溺れている人に抱きつかれないように注意します（救
助者が一緒に溺れる二次災害を避けるため，陸上からの救助をまずは優先し
ます）。

4▸万一，沈んでしまったときには，その場所を覚えておき，後から来る救助者
に伝えます。

陸に上がってから行う溺水の手当

❶意識があれば，毛布などにくるみ，保温して医療機関を受診します。

❷意識がなく呼吸しているなら，水を吐く場合があるので，横向きに寝かせて119
番通報をします。

❸意識がなく，呼吸もしていない場合は，心肺蘇生を開始します。人工呼吸ができ
るようなら水を吐かせるより先に人工呼吸を行います。

❹人工呼吸の途中で水を吐いた場合は，肺に水が入らないように顔を横に向けて水
を外に出し，その後に心肺蘇生を続けます。

急病に対する応急手当

1 高熱

　発熱は，風邪やインフルエンザ感染症，急性扁桃腺炎など，さまざまなウイルスや細菌による感染症で起こり，病原体からからだを守るための反応でもあります。一般的に，38℃以上の発熱がある場合を「高熱」といいます。高熱が出る前に寒気（悪寒）やふるえが生じることが多く，その後に高熱が出ます。

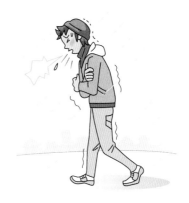

その場で行う高熱の手当

❶寒気やふるえが始まったら，毛布などで全身を包んで保温し，温かい飲み物を飲ませます。

❷発熱後は静かに寝かせ，額を保冷剤で冷やしたり，頭の下に氷枕を入れて冷やしたりすると楽になります。

❸発汗がひどいときには，下着をこまめに替えて，乾いたタオルでからだの汗をふき取ります。

❹高熱のほかに，激しい頭痛や嘔吐，けいれんがあるときや，問いかけに応答がないというようなときには，脳炎や髄膜炎などの重大な病気の可能性もあるので，ただちに119番通報します。

❺高熱が続くときは，その原因を調べるために，必ず医療機関を受診します。

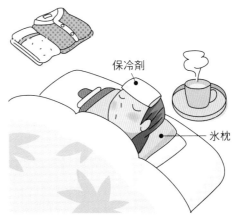

保冷剤

氷枕

---

2 けいれん

けいれんは，自分の意思に関係なく，からだがふるえたり，ぴくぴくしたりする状態です。全身に出る場合と，からだの一部にだけ出る場合があります。全身にけいれんが起こると，反応がなくなることもあります。反応がなければ，心停止の可能性を考えます。けいれんが5分以上続くと生命に危険が及ぶので，ただちに119番通報をします。けいれんは，頭部外傷や脳腫瘍など脳の病気で起こるもの，低血糖や尿毒症など全身の代謝性障害により起こるもの，種々の薬物中毒，熱中症などで起こるものもあります。

けいれん発作をくりかえす持病がある場合は意識が戻るまで回復体位にして（☞54頁参照），様子を見ます。

その場で行うけいれんの手当

❶けいれんが始まったら，けがをしないように，周囲の危険物を取り除くか安全な場所に移動させます。

❷横に寝かせて，問いかけに反応があるかどうか，普段どおりの呼吸かどうかを観察します。けいれんが5分以上続く場合には，ただちに119番通報をします。問いかけに反応がなければ，心停止の可能性を考えます。けいれんが止まっても反応がなく，普段どおりの呼吸がなければただちに119番通報をし，心肺蘇生を開始します。

❸吐いた物や唾液で気道がふさがれないように注意し，可能であれば顔やからだを横に向かせて救急車の到着を待ちます。仮にけいれんが止まっても，すぐに問いかけに対する反応が戻らない場合も多いため，目を離さないようにしましょう。

❹救急車が到着したら，けいれんの様子と続いた時間を，救急隊員に説明します。

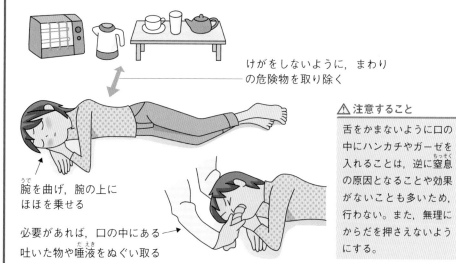

けがをしないように，まわりの危険物を取り除く

腕を曲げ，腕の上にほほを乗せる

必要があれば，口の中にある吐いた物や唾液をぬぐい取る

⚠ 注意すること

舌をかまないように口の中にハンカチやガーゼを入れることは，逆に窒息の原因となることや効果がないことも多いため，行わない。また，無理にからだを押さえないようにする。

3 呼吸困難（喘息発作）

　喘息発作が起こると，気道が狭くなるため，十分な呼吸ができなくなります。喘息とは，正式には気管支喘息といい，空気の通り道となっている気道やその先の気管支などに炎症が起き，空気の通り道が狭くなってしまい，空気の流れが制限されてしまう病気で，呼吸時にぜーぜー，ひゅーひゅーという音が伴います。

　呼吸が非常に速いか遅い，息がしにくそう，息を吸ったり吐いたりするときにぜーぜー，ひゅーひゅーという音がする，咳き込みが止まらない，何かを言おうとしているが言えない，あるいは数語しか話せない，というような症状があるときには，呼吸困難が起こっている可能性があります（図11）。これらの症状が強いときや悪化するときは，ただちに119番通報をします。

図11　呼吸困難を疑う症状

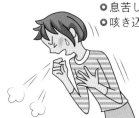
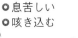

- 息苦しい
- 咳き込む

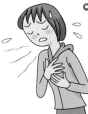

- 呼吸時に「ぜーぜー」「ひゅーひゅー」という音が出る

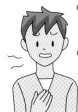

- 何かを言おうとしているが言えない
- 数語しか話せない

その場で行う**呼吸困難の手当**

❶本人が楽な姿勢をとらせてあげます。

❷もともと喘息発作の持病があるのか，もしある場合には吸入薬を持っているかを確認し，持っていれば使用してもらいます。もし，発作がひどくて自分では使用できない場合には，吸入薬をかばんから取り出してあげるなど手伝います。

❸吸入薬を持っておらず呼吸困難の症状がひどくなる場合，あるいは吸入薬を使用しても症状が改善されない場合には，ただちに119番通報をします。

❹救急車が到着するまでの間に，反応がなくなり，呼吸もなくなった場合には，AEDを持ってくるように依頼して，心肺蘇生を開始します。

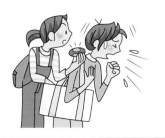
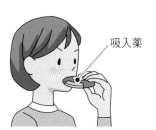

吸入薬

4 アナフィラキシー

　アナフィラキシーとは重いアレルギー反応で，特定の物質が入っている食品を食べたり，特定の薬を飲んだり，スズメバチに刺されたときに生じることがあります。アレルギー反応によって鼻づまり，くしゃみ，かゆみ，じんましんが起こるだけでなく，重症になると，呼吸困難が起こったり，血圧が低下して問いかけに対する反応がもうろうとしたり，反応がなくなったりして，命に関わることもあります（表5）。このような症状が起きた場合には，ただちに119番通報をします。また，アドレナリン自己注射器（エピペン®）を持っているのであれば，ただちに使用してもらいます。

　また，二度目は症状が重くなりやすいので，一度起こした人は原因となる物質を避けるように注意します。

表5　アナフィラキシーの主な症状

	自分でわかる症状	周囲でもわかる症状
全身症状	不安感，無力感。	冷や汗。
循環器症状	動悸，胸が苦しくなる。	血圧低下，脈拍が弱くなる，チアノーゼ（皮膚やくちびるが青紫色）。
呼吸器症状	鼻がつまる，のどや胸が締め付けられる。	くしゃみ，咳発作，呼吸困難，呼吸音がぜーぜー，ひゅーひゅーとなる。
消化器症状	吐き気，腹痛，口の中の違和感，便意や尿意をもよおす，お腹がごろごろする。	嘔吐，下痢，糞便・尿失禁。
粘膜・皮膚症状	皮膚のかゆみ。	皮膚が白あるいは赤くなる，じんましん，まぶたの腫れ，くちびるの腫れ，口の中の腫れ。
神経症状	くちびる，手足のしびれ感，耳鳴り，めまい，目の前が暗くなる。	けいれん，意識障害。

その場で行う**アナフィラキシーの手当**

❶本人が楽な姿勢をとらせてあげます。

❷ただちに119番通報を行い，AEDが近くにあれば準備します。

❸過去にアナフィラキシーを起こしたことがある人は，アドレナリン自己注射器(エ
ピペン®)を処方されている場合があります。エピペン®を持っているかを確認し，
呼吸困難が起こったり，問いかけに対して反応がもうろうとしたり，反応がなく
なったりした場合には，ただちに自分で使用してもらいます。症状がひどくて使
用できない場合には，かばんからエピペン®を取り出してあげるなどの手伝いを
します。

❹救急車が到着するまでの間に，反応がなくなり，呼吸もなくなった場合には，
AEDを持ってくるように依頼して，心肺蘇生を開始します。

◉エピペン®使用の手順

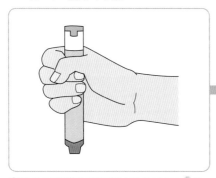

①黄色の先端を下に向けてエピペン®を
片手でしっかりと握る。

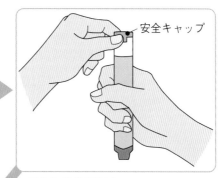

②もう片方の手で
青色の安全キャップを外す。

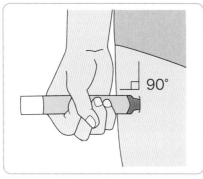

③太ももの前外側に垂直になるように黒
い先端を強く押し付ける。押し付けた
まま数秒間待つ。

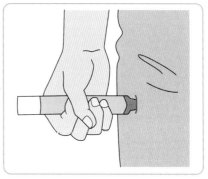

④緊急の場合は衣服の上からでも
注射できる。

⚠ **注意すること**

　エピペン®を使用するのと同時に，必ず，119番通報とAEDの手配をしてください。エピペ
ン®は一度使用するだけでは症状が軽快しないこともあります。
　また，アレルギー反応は直後だけではなく数時間後に再発することがあります。

5 突然の胸痛

　突然，激しく胸が痛み出す病気には，急性心筋梗塞，狭心症，急性大動脈解離，急性肺血栓塞栓症，自然気胸などがあり，命に関わる可能性が高い病気が多いため，迅速な対応が必要となります（表6）。

表6　胸痛が起こる代表的な病気

病名	病気のしくみ	症状
急性心筋梗塞	心臓に血液(酸素やエネルギー)を運ぶ冠動脈が完全に詰まって起こる。	胸痛（肩や首や顎やみぞおちが痛くなることもある），痛みが持続する。
狭心症	冠動脈が狭くなり，詰まりかかって起こる。	胸痛（階段や坂道を上るときに多い），痛みの持続時間は通常は数分間程度である。
急性大動脈解離	心臓から全身に血液を運ぶ大動脈が裂けるために起こる。	胸痛（痛む場所が移動することが多い），強い痛みを訴える。
急性肺血栓塞栓症	肺に血液を運ぶ肺動脈に血液の塊が詰まり，酸素を体内に取り込むことができず起こる。	胸痛（息苦しさを伴うことが多い），長い時間足を動かさなかった後に起こることが多い。
自然気胸	空気で広がっている肺が破けてしぼんでしまって起こる。	胸痛（左右どちらか片側のことが多い），息苦しさを伴うことが多い。

その場で行う**突然の胸痛の手当**

❶胸痛は，重大な病気のサインである可能性があるため，一刻も早く医療機関で診断を受ける必要があります。本人が大丈夫と言っても，119番通報し，AEDの手配をしましょう。

❷救急車の到着を待つ間は，衣服などをゆるめて，本人が一番楽な姿勢をとってもらいます。横になったほうが楽であれば寝かせてもよいですが，呼吸困難がある場合には上半身を起こして座らせたほうが楽になることもあります。

❸もし意識がなくなり，呼吸もなくなった場合には，ただちにAEDを持ってきてもらい，心肺蘇生を開始します。AEDがある場合は，すぐにAEDを使用します。

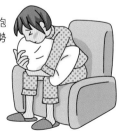

クッションなどを抱かせ，一番楽な姿勢にさせる

呼吸困難がある場合は，本人が一番楽な姿勢にさせる

6 突然の腹痛

　突然激しい腹痛を起こす病気には，急性胃腸炎や胃十二指腸潰瘍などの消化器の病気，尿路結石や腎盂腎炎などの泌尿器の病気，子宮外妊娠や卵巣捻転などの生殖器の病気，急性心筋梗塞（前頁参照）による場合もあります（表7）。

　急性胃腸炎はウイルスや細菌の感染により起こりますが，吐いた物や糞便から感染が広がることがあるので，十分に手を洗うことが大切です。

　胆石症や尿路結石では，転げ回るような激しい痛みが生じます。

　子宮外妊娠では，卵管が破裂すると，命に関わる大出血を生じます。妊娠の可能性のある女性の腹痛では，常にその可能性を考えなければなりません。

表7　腹痛が起きる代表的な病気

病名	病気のしくみ	症状
急性胃腸炎	ウイルス感染や細菌感染などによる胃腸の炎症による。生物を食べた後では，食中毒の場合もある。	腹痛，吐き気，嘔吐，下痢など
胃十二指腸潰瘍	胃酸による潰瘍と呼ばれる胃腸の障害。薬やストレスで起こる場合もある。	腹痛のほか，黒い便や血を吐く（吐血）など。
急性虫垂炎	虫垂と呼ばれる部位が炎症を起こす。	右下腹の痛み。おへそ周辺から痛みが始まる場合もある。
胆石症	胆嚢に生じる胆石と呼ばれる石で痛みが起こる。	右上腹の痛み。押さえると痛みが強くなる。
膵炎	膵臓に炎症が起こる。アルコールを多飲する人に多い。	みぞおちや背中の痛み。
尿路結石	尿が通る尿管に生じる石で，痛みが起こる。	右か左の背中の痛み。石の移動に伴い痛みが移動することもある。濃い尿や赤い尿が出る。
腎盂腎炎	細菌による感染により，腎臓に炎症が起こる。	右か左の背中の痛み。頻回な尿や排尿時の痛みなどの膀胱炎から始まる場合もある。高熱。
子宮外妊娠	通常は子宮に着床する受精卵が，子宮外に着床することで生じる。	妊娠初期に下腹部に激しい痛み。
卵巣捻転	卵巣がねじれることにより生じる。	下腹部に激しい痛み。

その場で行う**突然の腹痛**の手当

❶腹痛が激しい場合には，水分や食べ物をとらせないようにします。

❷膝を曲げて腹部に力が加わらない姿勢をとり，安静に寝かせます。低い枕や膝の下にタオルや座布団を入れてもよいでしょう。

❸腹痛とともに，嘔吐をすることも多いので，その場合には顔やからだを横向けにして，吐いた物を気道に詰まらせないようにしましょう。

❹激しい痛みの場合や痛みが継続して良くならない場合には，できるだけ早く医療機関を受診する必要があるので，119番通報をします。

◉腹部の緊張をとる体位にする

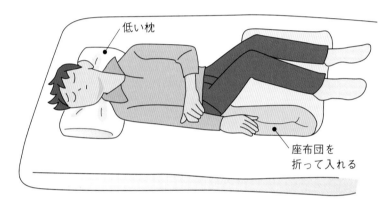

低い枕

座布団を
折って入れる

◉吐くときは，顔を横に向けさせる

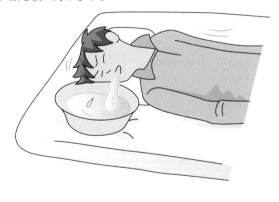

日射病は，強い直射日光（紫外線）に頭部や項部（うなじ）をさらしたまま，長時間立っていたり活動したりしたときに起こります。多くの場合，頭痛やめまい，あくび，目の中に光が飛ぶ，などの短い症状が出た後，倒れます。顔面蒼白で脈が速く，皮膚には発汗があり，体温は正常です。

熱中症は，高温多湿の環境における激しい作業や運動で起こります。からだに熱がこもった状態であり，軽症から重症まで3段階（Ⅰ度，Ⅱ度，Ⅲ度）に分かれています（表8）。

初期症状（Ⅰ度）では，顔面は紅潮し，大量の発汗とともにこむら返りが起きたり，ぼーっとしたり，一瞬意識がなくなったりします。中等症（Ⅱ度）では，全身の倦怠感，いつもと様子が違う程度の軽い意識障害，吐き気，嘔吐，頭痛などが起こります。重症（Ⅲ度）になると発汗がなく体温が高くなり（40℃前後），けいれんを起こしたり，明らかな意識障害があります。このときには，肝機能や腎機能，血液が固まりにくくなる障害も同時に起こっています。

重症（Ⅲ度）の症状があれば，ただちに119番通報します。中等症（Ⅱ度）の場合は，医療機関の受診が必要です。意識障害があれば中等症（Ⅱ度）であっても，119番通報が必要な場合があります。何よりも予防が大事で，暑く湿度の高い環境に長時間いない，水分とともに塩分を十分とり休憩をまめにとることがポイントです。とくに，試験対策中の寝不足や過労，風邪や下痢気味の状態での炎天下での久しぶりの激しい運動などでは，熱中症になりやすいので，注意が必要です。

⋮ 表8　熱中症の分類

分類（重症度）	症状	対処法
Ⅰ度（軽症） [欧米での分類] ・熱けいれん ・熱失神	めまい，立ちくらみ，あくび，大量の発汗，こむら返り，一瞬の意識消失など	現場で応急処置 （状態が改善しなければⅡ度と判断し医療機関へ搬送）
Ⅱ度（中等症） [欧米での分類] ・熱疲労	頭痛，嘔吐，倦怠感，疲労感，軽い意識障害	（必要に応じて救急車で）医療機関へ搬送
Ⅲ度（重症） [欧米での分類] ・熱射病	明らかな意識障害，けいれん，乾いた熱い皮膚 採血により，肝機能，腎機能，血液凝固系に障害あり。	入院加療が必要

［日本救急医学会：「熱中症分類」，2015年］

その場で行う日射病・熱中症の手当

❶声をかけ，意識があれば直射日光の当たらない風通しのよい涼しい日陰（ひかげ）に運び，衣服をゆるめて静かに寝かせます。意識がない場合にはすぐに119番通報し，待っている間，意識があるときと同じように以下の手当を行います。クーラーを効かせた屋内や車内に運び込む方法もあります。

❷水をかけて，上着（うわぎ）やうちわで風を当てます。

❸意識があり，吐き気や嘔吐（おうと）がなければ，自分で冷水を飲んでもらいます。飲めない場合は急いで医療機関へ連れて行きます。

❹手当をしても症状が改善しない場合には，急いで医療機関へ連れて行きます。医療機関に到着するまで，風に当てるだけでなく濡（ぬ）らしたタオルや冷えた飲料の入ったペットボトル，かち割り氷の入ったビニール袋でからだを冷やします。冷やす場所は，前頸部（ぜんけい），両脇の下（わき），鼠蹊部（そけい）（足の付け根の前面）など，太い静脈がからだの表面近くを走行している部分です。

室内でエアコンがあれば，冷房最強で直接風を当てる

意識がしっかりしていれば，冷えた飲み物（水，お茶，スポーツドリンク）を自分で飲んでもらう。

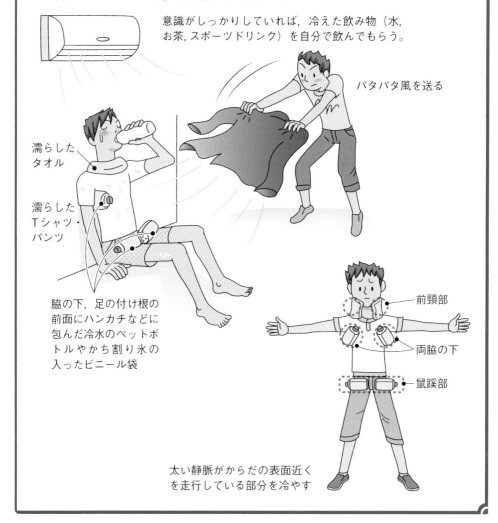

パタパタ風を送る

濡らしたタオル

濡らしたTシャツ・パンツ

脇の下，足の付け根の前面にハンカチなどに包んだ冷水のペットボトルやかち割り氷の入ったビニール袋

前頸部

両脇の下

鼠蹊部

太い静脈がからだの表面近くを走行している部分を冷やす

8 低体温症

雪の降った屋外，暖房のない冬の屋内だけでなく，夏であっても海や川での溺水時，夏山登山で疲労困憊したとき，激しい夕立の後などに濡れたままの服で風に吹かれると急速に体温が奪われ，低体温症におちいります。初期にはからだがふるえることにより熱を作り出して体温の低下を防ぎますが，その時点で寒さや風を避けて暖かい環境に逃げ込まないと，どんどん低体温になり，やがてからだが動かなくなったり意識がなくなったりして，正しい判断ができなくなります。最悪の場合，呼吸や心臓が止まることもあります。また，痛みなどの刺激で不整脈が生じ，心停止することもあります。

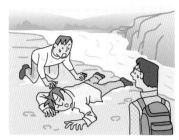
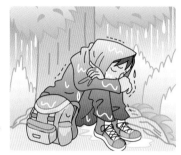

自分では体温の低下に気づかないことがあるので，まわりの人が注意して，すぐに手当をする必要があります。

その場で行う低体温症の手当

❶寒い，風が強い，濡れる環境から退避します。暖かい室内で濡れた衣服を着替え，毛布でからだを包み，意識がしっかりしていれば糖分を含む温かい飲み物（ココアなど）を飲んでもらいます。

❷意識がない場合には，すぐに119番通報します。低体温症の場合には心臓が止まってから長時間経過しているように見えても，治療により完全に回復する場合も多いので，あきらめず心肺蘇生を続けます。

❸手や足先に凍傷がないかを確認します。色の変化，むくみ，水ぶくれがあれば凍傷の可能性があるので，圧迫しないように乾いたガーゼでくるんでやさしく扱います。

❹傷病者のからだを移動させるときには，刺激を避けて，できるだけやさしく扱います。

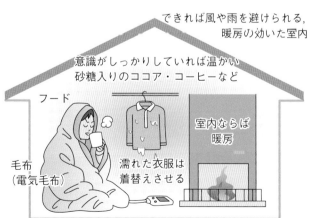

できれば風や雨を避けられる，暖房の効いた室内

意識がしっかりしていれば温かい砂糖入りのココア・コーヒーなど

フード

室内ならば暖房

毛布（電気毛布）

濡れた衣服は着替えさせる

9 失神

　失神とは，一過性に意識を失うことをいいます。多くは一過性の血圧低下により，脳への血流が減少するために起こります。

　とくに，朝礼などでの長時間立っているときなどに起こりやすく，また吐き気をもよおしたときや排尿・排便後に起こることもあります。意識を失う直前には，顔色が真っ白になったり，皮膚が冷たくなったり冷や汗をかいたりします。比較的短時間ですぐに意識が戻るのが特徴で，軽い場合にはめまいや立ちくらみですみますが，ひどい場合には完全に意識がなくなります。

その場で行う**失神の手当**

❶呼吸があるかどうかをただちに確認してください。もし，呼吸がないか普段どおりでない場合には心肺停止と判断して，ただちに119番通報とAEDを依頼して，心肺蘇生を開始します。

❷普段どおりの呼吸がある場合でも，意識が戻らない場合には，119番通報して，気道を確保し，意識の回復を待ちます。すぐに意識が戻った場合でも，しばらくの間は立ったり座ったりせず，足を高くして寝かせ，安静を保ちます。

❸不整脈などの重大な病気によって失神が引き起こされる場合もあるので，必ず医療機関を受診しましょう。

　意識があっても急に倒れる可能性もあるので，横にして様子を見ます。

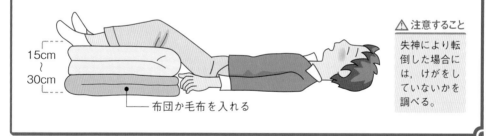

15cm〜30cm

布団か毛布を入れる

⚠ **注意すること**
失神により転倒した場合には，けがをしていないかを調べる。

---

10 脳卒中（脳梗塞，脳出血やくも膜下出血など）

　脳卒中は，脳梗塞<ruby>（こうそく）</ruby>と脳出血に分類されます。脳梗塞は，血液の塊<ruby>（かたまり）</ruby>が脳の動脈に詰まり血流を途絶えさせて，その先の脳が死んでしまう病気です。突然発症し，頭痛は伴わないことが多いです。早期に治療することで，血流を再開できる可能性があります。一時的に症状が出ても数時間以内で症状が改善する，一過性脳虚血発作<ruby>（きょけつ）</ruby>

と呼ばれるものもありますが，その後に完全に脳梗塞に進行する可能性もあるので，医療機関の受診が必要です。

　脳出血には，脳内出血やくも膜下出血があります。頭痛と吐き気を伴うことが多く，高血圧症が原因の一つとなります。くも膜下出血は，突然これまで経験したことがないほどの激しい頭痛を訴えることが多いです。症状がひどくなると意識が低下して昏睡状態になることもあります。

　どちらか片方の顔面のゆがみ，どちらか片方の手の動きが悪い，ろれつが回らない，というどれかの症状があれば，ただちに脳卒中を疑います。また，めまいや激しい頭痛がある場合もあります。治療は時間との戦いで，少しでも早い治療が後遺症を防ぎ，命を救います。自家用車やタクシーではなく，119番通報して，救急車でただちに医療機関に搬送します。

その場で行う脳卒中の手当

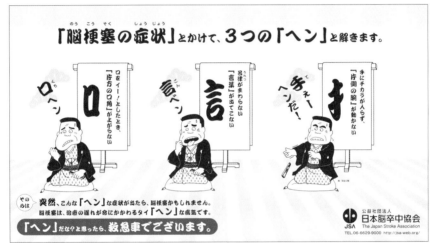

協力：AC JAPAN

❶上記を参考に症状を確認し，少しでも脳卒中を疑う場合には，ただちに119番通報します（本人が自家用車やタクシーでの搬送を希望しても，必ず救急車での搬送を優先しましょう）。

❷その際，脳卒中の症状が最初にあらわれた時刻を必ず記録しておいてください。その後の治療において非常に重要な意味をもちます。

❸反応がなくなったり，呼吸がなくなった場合には，ただちに心肺蘇生を開始します。

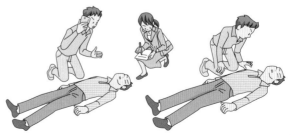

11 低血糖

血液の中の糖の値が極端に低い場合をいい，重症の場合には反応が乏しくなったり無くなったりします。軽症の場合には，脱力感，発汗などが起こります（図12）。糖尿病を治療している人に多く起こり，とくにインスリン自己注射や内服薬での治療が強すぎた場合，食事を抜いた場合，嘔吐している場合，食事量が低下している場合などに，低血糖を起こす可能性が高く，注意が必要です。

図12　低血糖の症状

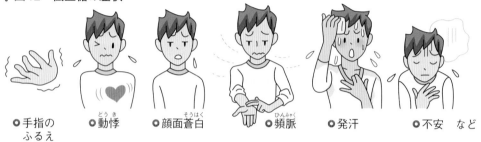

◎手指の　　　◎動悸　　　◎顔面蒼白　　　◎頻脈　　　◎発汗　　　◎不安　など
　ふるえ

その場で行う低血糖の手当

❶反応があり，脱力感はあるものの自分で起き上がることができ，食べ物や飲み物をとることができる場合には，糖分が含まれる食べ物や飲み物をとります。

❷反応がない場合は無理に食べ物や飲み物を与えると，誤って気管に入る危険があるので，ただちに119番通報をします。

❸一度反応がなくなり，その後反応が戻った場合でも，再び低血糖によって意識が低下する場合もあるため，必ず医療機関を受診しましょう。

◉反応があるとき　　　　　　　　　　　　　　　**◉反応がないとき**

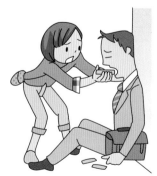

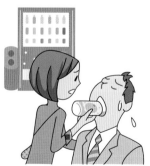

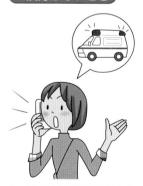

常備している砂糖などを本人に代わって，口に含ませる　　　近くの自動販売機で糖分の多いジュースを買って飲ませる　　　ただちに119番通報をする

4 中毒に対する応急手当

　毒性のある物を食べたり，飲んだり，吸ったりすることによって，からだに異常を起こすことを中毒といいます。中毒には，少量が体内に入るだけで悪影響が生じる場合や大量に摂取したことが問題になる場合があります。とくに急性に症状が起こる場合は急性中毒，長期的に徐々に症状が起こる慢性中毒として区別しています。中毒の原因となるものはさまざまあり，それぞれ対応のしかたが異なります。中毒を起こしていると思われるときには，すぐに119番通報をすることが大切です。

1 薬

　医師から処方された薬や，薬局で売っている薬を一度に大量に飲めば，急性中毒を起こします。さまざまな薬が原因となりますが，自殺目的で睡眠薬を大量に飲むことにより生じます。服用後どのぐらいの時間が経過して発見されたかにもよりますが，普通30分以上経過すると，薬は腸から吸収され始めてしまいます。睡眠薬のような意識に影響する薬を大量に服用すると，意識がもうろうとして，重症では昏睡状態になり，呼吸が弱くなります。そのほかの薬でも，定められた量より多く飲むことで血圧が下がったり，不整脈が起こったりして，命に関わることがあります。

2 家庭用品と農薬，ガス

①家庭用品

　家庭には，薬以外にも中毒の原因となるものがたくさんあります。たとえば，洗剤は間違えて飲むことで中毒を起こします。幼児や高齢者による中毒が後を絶ちません。幼児の手の届かない場所に保管することは重要なことです。そのほかに，漂白剤や灯油なども中毒を起こします。

②農薬

農薬はその使用目的によって、殺虫剤、除草剤などがあります。その種類は多く、製品ごとに危険性や症状も違います。間違えて飲み込むことで胃や腸から吸収されるほかに、皮膚や粘膜からや、鼻や口からからだに入ることがあります。

③ガス

一酸化炭素は、空気中に含まれる濃度がほんのわずかでも中毒症状を起こします。

ガス中毒の救助時に注意すること

❶救助する人が、倒れている人と同じガスの被害者にならないように注意して救助します。

　異臭がする場合には、近づく前に110番通報をします。

❷部屋の窓や入り口を開放して換気します。外からガス栓を閉めることが可能なら、閉めて発生源を断ちます。ガスの種類によっては爆発することもあるので、火気を近づけないようにします。

❸火災時には消防隊員の指示に従って、むやみに現場に入らないようにします。現場から脱出する場合には、タオルを口と鼻に当てて、できるだけ煙を吸わないようにします。

○自分がガス中毒にならないように救助する

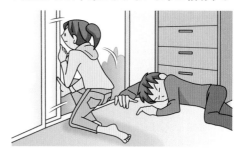

窓を開け、息を止めてすばやく行動する

○ガス栓を閉める　○火気を近づけない

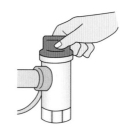 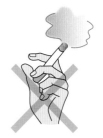

○火事のときは煙を吸わないように救助する

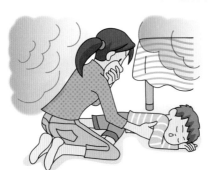

タオルで口と鼻をおおって行動する

密閉された室内の炭火やストーブの不完全燃焼，火災現場で多く発生していますが，自動車の排気ガスが車内や室内に流れ込んで起こることもあります。

ガス中毒では，初期から頭痛，めまい，吐き気などの自覚症状があり，「これはおかしい」と思ううちに，意識障害やけいれんが起こります。本人が身の危険を感じて逃げようとしたり，発生源のガス栓を締めようとしたりしても，間に合わないことがあります。少しでもガス中毒の可能性を考えた場合には，とにかく急いで現場から離れることが必要です。

近年，硫化水素を用いて自殺を試みた現場で，救出しようとした人も中毒となる事例が相次いでいます。現場は危険だということを強く認識して，疑いがある場合に近寄らず，異臭がした場合にはすぐに110番通報をする必要があります。

3 乱用薬物（危険ドラッグや麻薬など）

乱用薬物と呼ばれるものの多くは，身体的あるいは精神的に依存性をもち，法律で規制されています。大麻，覚せい剤，麻薬，危険ドラッグなどさまざまな種類があり，興奮したり，気分が浮ついたりする効果など，さまざまな作用があります。有機溶剤（トルエンなど）を吸入しても似たような気分になることがあります。これらは，脳をはじめとする臓器にさまざまな悪影響を及ぼすため，絶対に摂取してはいけません。一度経験してしまうと身体的，精神的な依存から簡単にはやめられなくなるので，気軽に試すこともしてはなりません。

万が一摂取してしまったら，一人で悩まずに医療機関に行って相談しましょう。

4 自然毒

毒キノコやフグなど，自然界には人体に影響を及ぼす成分を含んでいるものがあります。さまざまな毒性をもっているものが知られていますが，食用のものと外見がとても似ているものによる中毒事故が起こっています。

たとえば，ニラ（毒性なし）とスイセン（毒性あり）や，ゴボウ（毒性なし）とチョウセンアサガオ（毒性あり）などが有名で，間違えると死に至ることもあります。自生しているものを採取する場合には注意が必要です。十分な知識がなければ，食べるべきではありません。

5 アルコール

　ビール，チューハイなどのアルコール飲料を飲むことで，急性アルコール（エタノール）中毒を起こすことがあります。アルコールを飲むと感情の働きが活発になり，皮膚の血管が拡張して赤い顔になりますが，血圧が低下して青白くなる人もいます。歩行時に千鳥足でよろめき，同じことを繰り返し言ったり，判断力が悪くなり，感情が不安定になり喜怒哀楽がはっきりしてきます。

　イッキ飲みで一度に大量にアルコールを飲むと意識がなくなることもあり，このような場合に嘔吐してしまうと，吐いた物がのどに詰まり大変危険です。呼びかけに返事がない場合には，すぐに119番通報をしましょう。

　慢性的，常習的にアルコールを飲むことをやめられないことをアルコール依存症といいます。このアルコール依存症も「アル中」すなわちアルコール中毒といわれることがありますが，アルコール依存症と急性アルコール（エタノール）中毒は別の状態です。

その場で行う急性中毒の手当

❶横向きに寝かせ，あごを突き出した気道確保の体位（下図 回復体位）にします。

❷全身を毛布でくるんで保温し，119番通報をします。

❸嘔吐した場合には窒息しないように横を向かせ，口の中にある吐いた物を外にかき出します。

❹呼吸が弱い場合や呼吸停止した場合には，心肺蘇生が必要となります。

❺皮膚や衣服に農薬などの原因物質が付着している場合には，衣服を脱がせます。

❻反応がはっきりしない場合には，のどに指を入れて，強制的に嘔吐させてはいけません。119番通報が必要です。

◉回復体位

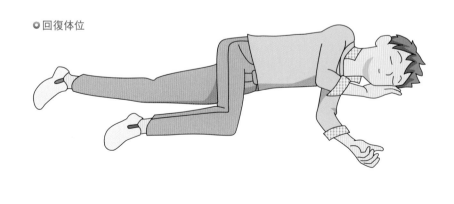

5 異物に対する応急手当

1 からだに刺さった異物

①刺さったトゲの抜き方

◆ 毛抜きを使って抜く方法 ‥‥‥‥‥‥‥‥‥‥‥‥‥‥‥‥‥‥‥‥‥‥‥‥‥‥

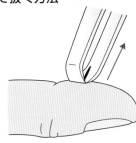

トゲの一部が皮膚から見えている場合には，毛抜きを使って引き抜く。
見えない場合やトゲを抜いても痛みが続く場合は，医療機関を受診します。

◆ 縫い針を使って抜く方法（毛抜きで抜けない場合）‥‥‥‥‥‥‥‥‥‥‥‥‥‥

| 1 きず口を中心に，広くまわりを消毒する。 | 2 消毒した縫い針でトゲのまわりをつつく。 | 3 トゲを串刺しにして，進入方向と逆方向に引き抜く。 |

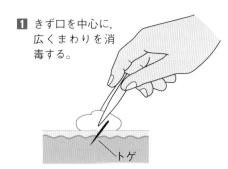

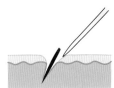

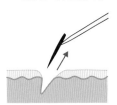

②釣り針の抜き方

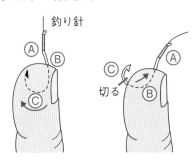

1 釣り針などは，根もとに引き戻しても取れないので，逆に押し込んで先を出す。
2 Ⓐの部分をピンセットでしっかり固定し，Ⓒの部分をペンチで切って抜き取る。その後，針の穴のまわりを押して血を絞り出し，よく消毒する。

2 目に入った異物

　明らかに異物が目の中に入ったとわかる場合でなくても，目には小さな固形物や有害な液体が入ることがあります。

その場で行う目に異物が入ったときの手当

❶ きれいな水で目を静かに洗います。異物でゴロゴロする感じがなくなるまで行います。洗っても良くならない場合は，医療機関を受診します。

◉水の中で目をパチパチさせて洗う　　　◉やかんやシャワーを使って洗う

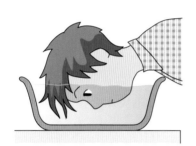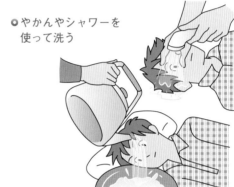

❷ 清潔な綿棒を水で濡らし，静かに異物を取り除きます。ただし，眼球の表面に異物がある場合は，そのままにして医療機関を受診します。

◉下まぶたの異物を取るとき　　　◉上まぶたの異物を取るとき

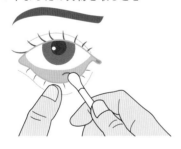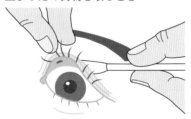

下まぶたを引き下げ，赤い部分を出す。

綿棒をてこにして上まぶたの上に当て，指でまつげを引っ張り上げ，上まぶたをひっくり返す。

❸ 異物が刺さっているときは，清潔なガーゼかタオルで目をおおい，すぐに119番通報するか近くの眼科を受診します。決して，目をこすらないようにします。

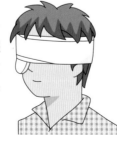

片目だけおおうのでは，一方の目を動かすとおおった眼球も動くので，必ず両目をおおう。

3 耳に入った異物

　耳に物が入ってしまったら，外から見える場合を除いて，無理に取り出そうとするべきではありません。必ず耳鼻科（じび）を受診して診察を受けましょう。見えない異物を取り出そうとすると，異物を奥に押し込んで鼓膜（こまく）を傷つけることがあります。昆虫が入ってしまったときには，懐中電灯などで耳の奥を観察するのはやめましょう。光が当たると虫が耳の奥へと進んでしまうことがあります。

その場で行う耳に異物が入ったときの手当

❶耳に異物が入り，外から見えている場合は，ピンセットやヘアピンの丸みのある曲がったほうを耳の穴にそって入れ，異物の後ろからかき出します。

　◉耳から見える異物はヘアピンなどでかき出す

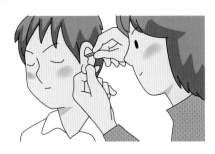

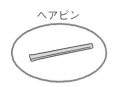

ヘアピン

❷耳に水が入った場合は，水の入ったほうの耳を下にして片足跳びをする。それでもまだ奥のほうに異物感があれば，綿棒を 1 cm ぐらい入れて，耳の穴の水分を吸い取らせます。

　◉耳に水が入ったときは片足跳びをする

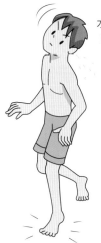

水の入った耳を下にして
トントンと片足跳び

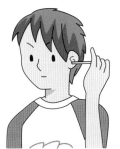

綿棒で吸い取らせる

⚠注意すること

大きな異物，奥に入った異物などは，耳の中や鼓膜を傷つける危険があるので，無理をせずに耳鼻科で取ってもらう。

4 のどに詰まった異物

　のどに異物が詰まったり，つかえたりしたときには，気管や食道に詰まっていることを疑います。気管に吸い込んでしまって完全に空気の通り道が塞がれてしまうと，声が出せなくなります。この場合には，数分でくちびるや顔面が青紫色になり（チアノーゼ），窒息死してしまいます。119番通報をし，56頁に示すように，気道異物の場合の対応を行いましょう。ピーナッツなどの小さな豆状の物を強く吸い込むと気管に入って詰まることがあり，子どもの窒息事故の原因となることがあるので注意しましょう。

　のどを通りすぎた場合，2cm以内の異物であれば，胃内に落ちて，特別な処置をしなくても便とともに排泄されることがほとんどです。ただし，金属のついた入れ歯など鋭利な物やボタン電池を飲み込むと，食道に穴があく可能性があるので，すみやかに医療機関を受診しましょう。

その場で行う**のどに異物が詰まったときの手当**

◉のどの異物の取り方（☞56～57頁参照）

❶成人の場合には，前かがみにし，背中を強くたたいて，吐き出させます。もちなどがのどに詰まった場合には，人差し指と中指を入れてつまみ出します。

❷乳児の場合は，片腕の上に子どものからだをうつぶせにして乗せ，もう一方の手の付け根（手掌基部）で背中を強くたたき，異物が口の中に出てきたところを指で取り出します。

❸咳がひどく，呼吸困難が強いときは，気管に異物が吸い込まれているので，すぐに119番通報をします。

❹すでに意識のない場合は，すぐに心肺蘇生を行います。

◉のどを通りすぎた異物

❶異物は胃に落ちるので，特別な処置の必要はありません。2cm以内の異物であれば，ほとんどが便とともに排出されます。

❷もし，大きな魚の骨や入れ歯，針，くぎなどを飲み込み，胸痛や腹痛がある場合には，それが食道や胃，腸に刺さっていることもあります。早急に医療機関を受診するか119番通報する必要があります。

第5章

災害への備えと心がまえ

　日本は，世界有数の災害大国であり，阪神・淡路大震災（1995年），東日本大震災（2011年）はもとより，古来から多くの災害に見舞われてきました。地震・津波災害のみならず，火山の噴火，台風，豪雨（雪）など多種多様な災害に襲われてきた歴史があります。今後も，多くの災害に直面することでしょう。南海トラフ地震（下図参照），首都直下型地震など，近い将来の発生が具体的に予測されているものもあります。

　このような国で暮らす私たちは，災害への備えと心がまえを常にもっておく必要があるのです。

∴ 南海トラフの巨大地震による最大クラスの震度分布

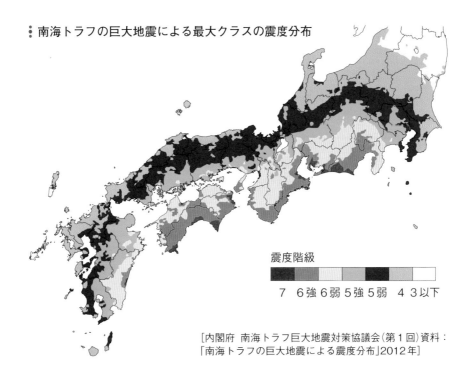

震度階級

7　6強 6弱 5強 5弱　4 3以下

［内閣府 南海トラフ巨大地震対策協議会（第1回）資料：
「南海トラフの巨大地震による震度分布」2012年］

1 災害への備え

1 家具などの転倒予防

　阪神・淡路大震災などでは，倒れた家具の下敷きになって多くの人が亡くなりました。普段の生活ではとても倒れそうにない家具も，大地震では押さえる間もなく倒れることを前提に，転倒防止の対策をとっておきます。

転倒防止対策の例

　＊家具は，転倒防止金具などで壁に固定する。

　＊寝室，子ども部屋には，家具をできるだけ置かないようにする。

　＊置く場合は，高さの低い家具にする。倒れた際に出入り口をふさがないように
　　家具の向きや配置を工夫する。

　＊本棚やタンスなどは，重い物を下のほうに収納し重心を低くする。

2 非常食，飲料水などの備蓄

　電気，ガス，水道などのライフラインが止まった場合に備え，あらかじめ非常食や飲料水などを備蓄しておきます。

非常食・飲料水・生活必需品などの備蓄の例

　＊家族の人数分を用意。

　＊非常食　３日分の食料として，インスタントラーメン，ご飯（アルファ米など），
　　ビスケット，チョコレート，乾パン　など。

　＊飲料水　３日分（１人１日３リットルが目安）。

　＊生活必需品　トイレットペーパー，ティッシュペーパー，マッチ・ライター，
　　ろうそく，カセットコンロ　など。

3 非常時の持ち出し品の準備

　自宅が被災したり，避難勧告などが出されたときには，安全な場所に避難して過ごすことになります。そのような場合に備えて，非常時に持ち出す物をあらかじめ避難袋（両手が使えるリュックなどがよい）に詰められるように準備しておきます。

災害時に避難袋で持ち出す物の例

　飲料水，食料品（インスタントラーメン，チョコレートなど），貴重品（預金通帳，キャッシュカード，印鑑，現金など），医薬品（常用薬など），お薬手帳，軍手，懐中電灯，衣類，下着，携帯ラジオ，予備電池，携帯電話と充電器，ウェットティッシュ，衛生用品，携帯トイレ　など（図1）。

⋮ 図1　避難袋で持ち出す物の例

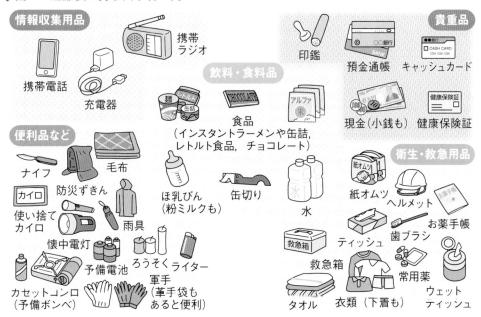

※トイレを流したりするための生活用水も，飲料水とは別に必要。水道水を入れたポリタンクなどの備えをしておく。

4 家族での話し合い（家庭の防災会議）

　家族全員で防災会議を開き，災害時にどのように対処するか，よく打ち合わせておきます。打ち合わせておく内容は，以下です。

　＊地震，土砂崩れなどを想定し，家の中の安全な場所，危険な場所の確認。

　＊消火器，避難袋などの置き場所，避難袋に入れる物の確認。

＊避難場所とその経路の確認（慌てずに避難するためにも，住んでいる自治体のホームページなどで防災マップやハザードマップ（災害予測図）を確認し，避難場所，避難経路を事前に確認しておく。津波，火山の噴火，豪雨などの災害の種類によって避難場所が異なることもあるので注意する）。

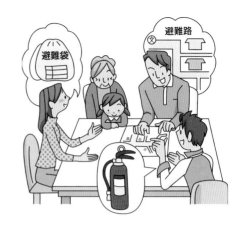

＊別々の場所にいるときの災害発生を想定し，お互いの連絡方法や集合場所の確認（災害用伝言ダイヤル171，災害用伝言板Web171などを活用するのもよい）。

5 避難訓練への参加

　学校や地域で行っている訓練や講習会には積極的に参加し，学校や自宅からの避難経路や避難方法をあらかじめ確認しておきます。家族で，避難場所への経路を実際に歩いてみることも必要です。

✎ 「釜石の出来事」について

　釜石市は，昭和三陸地震（昭和8年）やチリ地震（昭和35年）等の津波で大きな被害を受けた経験があった。そのため，同市では，「津波てんでんこ」（「てんでんこ」とは各自の意味。海岸で大きな揺れを感じたときは，肉親にもかまわず，各自一刻も早く高台に避難し，津波から自分の命を守れという意味である。）とよばれる自分の命を守ることの重要性や津波の恐ろしさを伝える防災教育を実施してきたほか，「想定を信じるな」，「最善を尽くせ」，「率先避難者たれ」という「津波避難の3原則」を強く訴えてきた。こうした教えによって，例えば，全校児童の9割以上が下校していた釜石小学校では，児童全員が無事に避難することができた。さらに，児童の中には，自宅にいた祖母を介助しながら避難を行ったり，津波の勢いの強さを見て，避難してきたまわりの人々とともに，指定避難所よりもさらに高台へ避難したりする例がみられた。このように，積み重ねられてきた防災教育が実を結び，「津波避難の3原則」がいかされ，釜石市の小中学生のほとんどが津波から避難をして助かることができた。また，このような小中学生の行動の影響を受けて，地域コミュニティの人々の中にも一緒に避難をして助かる人がみられた。

[内閣府：「平成26年版防災白書」より]

2 災害時の心がまえ

　災害時には，正しい情報に基づいて冷静，沈着に行動し，みんなで助け合う必要があります。

1 正しい情報の入手

　災害時には，さまざまな情報が飛び交い，中には悪質なデマも含まれます。デマに振りまわされることなく，避難の時期や経路を適切に判断する必要があります。ラジオやテレビの放送だけでなく，地元の消防機関，警察，市役所などの広報活動から正しい情報を入手しましょう。SNS（ソーシャル・ネットワーキング・サービス）を用いた広報活動も行われています。

2 冷静沈着な判断と行動

　大地震の発生の際には，慌てて外に飛び出してけがをしたり，火の始末を忘れて火事になるなど，冷静に対処すれば防げる事故が多く発生します。私たち一人ひとりが，冷静に判断，行動することによって，災害による被害を最小限にとどめるこ

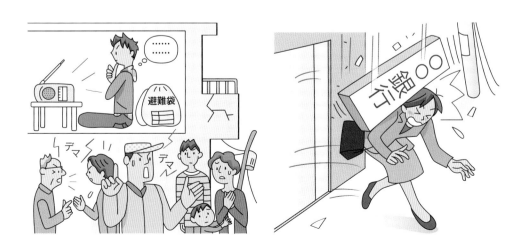

とができます。事前に確認した避難経路や注意事項，これまでの避難訓練の経験を思い出し，落ち着いて行動しましょう。

災害時には，負傷者が多く発生し，その数は医療機関が円滑に対応できる範囲を容易に超えてしまいます。そのため，ちょっとしたけがなどで医療機関に押しかけると混乱がよりひどくなります。負傷者が多い場合には，重傷者を優先して診療が行われます。

3 まず，「自助」，「共助」

"自分のからだは自分で守る"という考え方，その行動が「自助」です。災害時の基本原則といってもよいでしょう。その地域の人たちや居合わせた人たち，自治会などで協力してお互いに助け合うのが「共助」です。"自分たちの町は自分たちで守る"という考え方です。さらに，消防や自治体など公的機関による災害対応を「公助」といいます。

大きな災害では，被災者を支援すべき公的機関も大きな被害を受けるため，とくに発生した直後は「公助」は期待できません。阪神・淡路大震災では，生き埋めや閉じ込められた人の9割は，自力で脱出したか，家族，友人，隣人などによって救出されており，消防機関などの「公助」によって救出された人はわずかであったと報告されています。

大きな災害では，道路の破壊，建物の倒壊，火災などで，救急車や医療機関の活動は大幅に制限されます。そのため，自分の安全確保（自助）だけでなく，みんなが互いに協力して負傷者の救助（共助）にあたる必要があるのです。

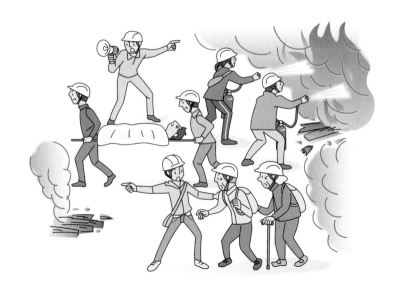

4 搬送

けが人や病人を搬送するときは，その状態にあった搬送をしなければなりません。また，救助する側が危険な状態におちいるときはむやみに救助してはいけません。

搬送時に注意すること

＊救助者の安全を第一に考える。搬送に危険を感じた場合は，やめる。

＊原則，傷病者の希望する体位を保ちながら搬送する。

＊交通事故やスポーツなどにより，頭部にけががあった場合は，頸部（頸椎・頸髄）を痛めているかもしれないので，むやみに搬送しない。

＊損傷した部位（きずや骨折）には，止血のために圧迫を行うとき以外は触らない。

図2　1人で搬送する方法

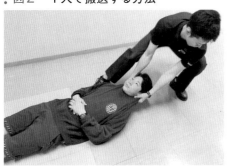

傷病者の衣類の襟の後ろ側をつかみ，頸部を安定させ進行方向の安全を確認し，引きずって搬送する。

図3　毛布を使った搬送（1人法）

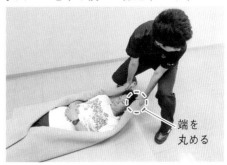

端を丸める

傷病者の下に毛布を敷き，頭部側の毛布の端を丸める。
丸めた毛布を両手でしっかりつかみ，進行方向の安全を確認し引きずって搬送する。

図4　2人で搬送する方法

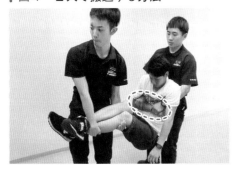

傷病者の上半身を起こし，脇の下から両腕を差し入れ傷病者の片方の前腕を胸の前でしっかり握る。
傷病者の足を交差させ，膝の下と足首を抱え搬送する。

図5　簡易担架（毛布を使った簡易担架）

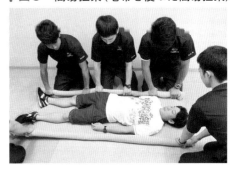

傷病者の横に毛布を半分に折り込み敷く。傷病者を横向きにし，半分に折り込んだ毛布を引っ張り出し，毛布の上に傷病者を乗せ，毛布の両端を丸めしっかり握り搬送する。

地震だ！ でも，落ち着いて行動

○地震への対応

1. 身を守る

地震の揺れを感じたり，緊急地震速報に気がついた場合，まずは慌てず自分の安全を確保します。

＊頭を保護し，丈夫な机の下など安全な場所に隠れる。野外では，かばんなどで頭を保護して，ガラスなどの落下物から身を守り，安全な場所へ避難する。

＊火を使っている場合は，すぐに安全に消せる場合を除き，大きな揺れがおさまってから火の始末をする。出火した場合は，落ち着いて消火する。

＊揺れがおさまれば，戸や窓を開け出口を確保する。

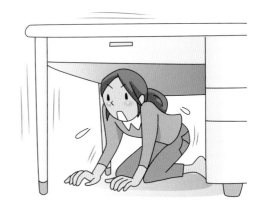

2. 慌てて外に出ない

慌てて戸外に飛び出すと，ガラス，瓦，看板などの落下物などでけがをします。家を出る前には，ガスの元栓を閉め，電気のブレーカーを切ります。

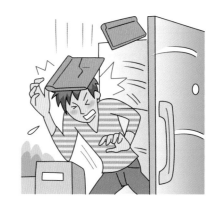

3. 安全に避難

避難するときは，徒歩で，近所の人と助け合いながら一緒に避難します。

＊エレベーターは使わない。
＊ブロック塀などの近くは避けて通る。
＊水辺では津波に，山ではがけ崩れに注意する。

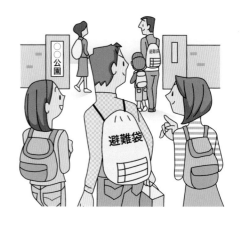

126

○津波への対応

1. 海の近くで揺れを感じたらすぐに避難

＊「強い地震」もしくは「弱くても長時間ゆっくりとした地震」を感じた場合や，地震を感じなくても津波警報・津波注意報（表1）が発表された場合は，すぐに避難する。津波を見てから逃げては間に合わない。

＊海岸から離れて，「より高いところ」（高台，津波避難タワー，津波避難ビル）を目指して避難する。

＊津波は川からも襲う。海だけでなく川からも離れる。

＊津波は繰り返し襲ってくる。警報が出ている間は避難を続ける。

2. 津波の特徴

＊地震で海の底が動いて，その上の海水を押し上げることで津波は起こる。

＊津波は海の深いところではジェット機ぐらいの速さで広がる。海が浅くなるにつれて速度は遅くなるが，その分，波が急に高くなる。

＊はじめの波よりも，後に来る波が大きいこともある。

表1　津波警報・津波注意報の分類と，とるべき行動

予想される津波の高さ		とるべき行動	想定される被害
巨大地震の場合の表現	数値での発表（発表基準）		
大津波警報 巨大	10m超 （10m＜高さ）	沿岸部や川沿いにいる人は，ただちに高台や避難ビルなど安全な場所へ避難。 津波は繰り返し襲ってくるので，津波警報が解除されるまで安全な場所から離れない。 ここなら安心と思わず，より高い場所を目指して避難しましょう！	木造家屋が全壊・流失し，人は津波による流れに巻き込まれる。10mを超える津波により木造家屋が流失。
	10m （5m＜高さ≦10m）		
	5m （3m＜高さ≦5m）		
津波警報 高い	3m （1m＜高さ≦3m）		標高の低いところでは津波が襲い，浸水被害が発生する。人は津波による流れに巻き込まれる。
津波注意報 （表記しない）	1m （20cm≦高さ≦1m）	海の中にいる人は，ただちに海から上がって，海岸から離れる。津波注意報が解除されるまで海に入ったり海岸に近づいたりしない。	海の中では，人は速い流れに巻き込まれる。養殖いかだが流失し小型船舶が転覆する。

［気象庁：リーフレット「津波警報が変わりました」より］

火事だ！ まわりに知らせて初期消火

○火事への対応

1. 大声で知らせる

火災が起きたことを，「火事だ！」と家族や近所の人に大声で知らせます。

火災報知器があればそれを鳴らします。

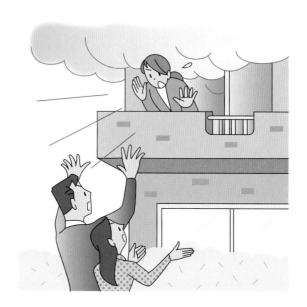

2. 119番に通報

できるだけ早く119番通報し，消防署に伝えます。

＊当事者は消火にあたり，通報は近くの人に頼む。

＊慌てずに落ち着いて，火事の場所，目標物などを正確に伝える。

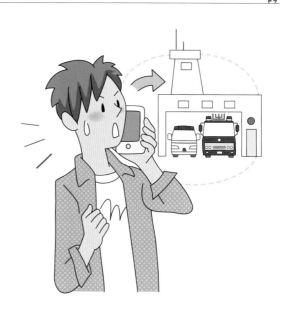

3. 初期消火を行う

出火の初期の段階で，その付近にいる人などで応急的に消火活動を行うことを初期消火といいます。消防車が到着するまでに，初期消火の段階で消火できれば被害を大幅に少なくすることができます。

＊出火から３分以内，炎が天井に達するまで，が消火できる目安である。
＊初期消火では，手近の消火器を用いるか，水をバケツなどで汲んで火元に投じる。
＊消火器の設置場所，使い方をあらかじめ知っておくことが大切である。
＊消火器や水だけで消そうと思わず，座布団で火をたたく，毛布で火をおおうなど，手近のものを活用する。
＊てんぷら油に引火した場合は，水で消火しない。可能であればコンロの火を消し，濡らしたタオルでフタをする。

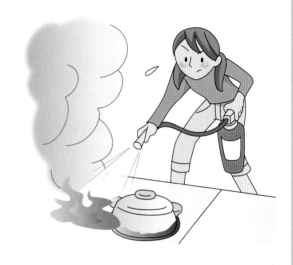

4. 早く逃げる

煙が増え始めたたり，炎が天井に達すれば，避難します。

＊避難するとき，煙など吸わないように，濡らしたタオルなどで口や鼻をおおう。煙には有害ガスが含まれているため，意識を失う危険がある。
＊エレベーターを使わず，階段を利用する。

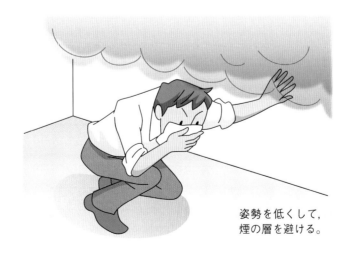

姿勢を低くして，
煙の層を避ける。

チェックリスト

災害時に備えよう

家の中の安全な場所はどこか		☐
家の中の危険な場所はどこか		☐
消火器の置き場所		☐
避難袋の置き場所		☐
避難袋に入れるもの（☞119頁参照）		☐
避難場所の確認		☐
避難経路の確認		☐
緊急時に連絡をとる方法		☐
緊急時の集合場所		☐
家族の携帯電話番号		☐

📱 **緊急通報用電話番号**

災害用ダイヤル ―――――――――――― 171	火事・傷病者の発生（消防機関）――――― 119
災害用掲示板 ――――――――――― Web171	緊急の事件・事故（警察機関）――――――― 110
	海の事件・事故（海上保安庁）――――――― 118

第6章

救急医療体制の
しくみ

　人が倒れたり，交通事故にあったりしたとき，119番通報して要請すると救急車が出動し，ただちに救急現場に向かいます。救急車には，応急処置を学び資格を習得した，消防署などに所属している救急隊員が3人乗車しています。救急現場に到着すると，救急隊員が傷病者の処置を行い，医療機関まで搬送します。

　救急隊員の中でも国家資格をもつ救急救命士は，通常の応急処置に加え，医師の具体的な指示に基づく気管挿管や薬剤投与などの高度な救急救命処置を行うことができます。

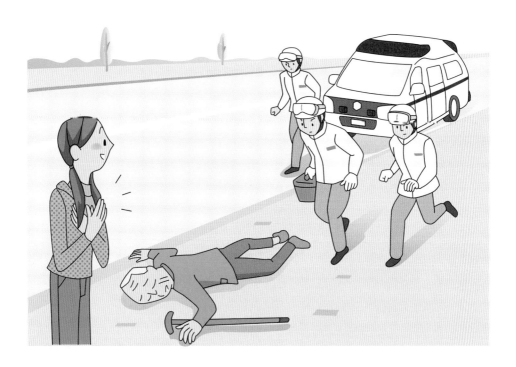

1 119番通報と受信

1 通信指令体制

　火災や事故，急病人が発生したとき，119番通報すると消防機関の通信指令室につながります（図1）。通報を受けた通信指令員は，①火災・救助・救急の判断，②災害発生場所の把握，③災害内容の把握，④出動隊の判断（隊の増強やドクターヘリ，ドクターカーなど他機関への応援要請），⑤口頭指導，⑥出動隊への情報提供，⑦災害情報による関係機関への連絡，⑧医療機関の選定および連絡，⑨災害対応における時刻管理，などの業務を行います。

2 口頭指導

　通信指令員は，通報を受けた際に，傷病者の近くにいる通報者や居合わせた人に対して，傷病者の状況に応じて，必要な手当を電話越しに指導します（口頭指導，図2）。その内容は，①心肺蘇生とAEDによる除細動，②気道確保・異物除去，③止血法，④やけど（熱傷）の手当，⑤指の切断手当，などの応急手当に関する協力依頼と指導です。

図1　通信指令室

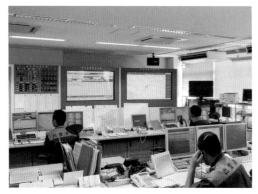

図2　傷病者の状態に応じた口頭指導を行う通信指令員

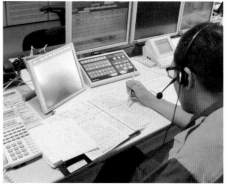

3 緊急度の判断

近年，傷病者の緊急度に応じた適切な対応をするため，119番通報に対するトリアージを取り入れることが検討されています。

トリアージとは，一般的には，災害時など多数の傷病者が発生したときに，「治療の必要があり，かつ治療による回復が見込める人」を最優先することをいいます。119番通報を受けた際に傷病者の緊急度を判断することも，トリアージの一種です。傷病者が生命の危機にあると判断したら，救急現場から離れている救急隊だけでなく，近くの消防隊を現場に急行させ救急隊に先立って応急処置を行うこともあります。

4 救急相談センター（＃7119）

軽症の人がタクシー代わりに救急車を呼ぶことにより，本当に救急車を必要とする重症の傷病者への救急車到着が遅れることがあります。

救急車を呼ぶべきか自分で医療機関へ行くべきか相談する機関として，救急相談センターや救急安心センターの設置が進められています。＃7119番をダイヤルすると，常駐する看護師などの相談員が緊急性を判断し，医療機関受診や救急車利用が必要かどうか助言してくれます。症状に応じて適切な医療機関を案内してくれたり，救急車が必要であれば救急車の出動要請をしてくれたりします。このシステムは，東京都や札幌市，大阪府，奈良県などで運営されています。

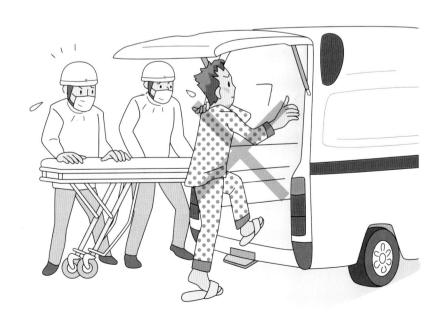

2 救急活動の流れ

1 出動指令と出動

　通信指令員は，119番通報を受けると管轄部署の救急隊に対して，出動場所や事故の概要，傷病者の症状，けがの部位，性別，年齢などの情報とともに出動指令を出します。

　出動指令を受けた救急隊は，救急現場までの地図や救急車のナビゲーションシステムにより，安全で迅速に到着できる経路を確認し出動します。出動してから救急現場に到着するまでには，現場活動に必要な資器材をあらかじめ準備します（図3）。

2 救急現場での活動

①安全確認

　救急現場に到着後は，救急現場の安全確認を行います。二次災害の危険がある場合には，救急活動の安全が確保できた後に傷病者の観察や処置を行います（図4）。

②緊急度・重症度の判断

　救急隊員は，傷病者の症状から緊急度・重症度を判断し，原則として傷病者の症

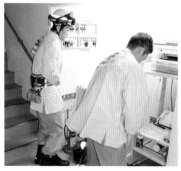

図3　出動場所を確認し出動準備をする救急隊員

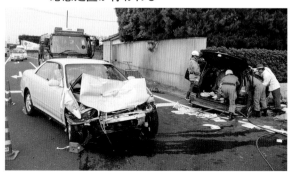

図4　現場の安全を確保できた後に応急処置が行われる

状に適応したもっとも近い医療機関に搬送します。緊急度・重症度が高いと判断した場合には，高度な医療処置が可能な医療機関に連絡し搬送します。

3 医療機関への収容

医療機関に到着した後は，傷病者の観察結果や行った処置，症状経過などを医師に伝えます。搬送先の医療機関は，入院が必要か，病気やけがなどの緊急度・重症度と必要な治療によって分類されています（表1）。

表1 医療機関の分類

医療機関の分類	医療機関	治療内容と対象患者
初期救急医療機関	在宅当番医，休日・夜間急患センター	軽いけが，風邪，子どもの軽症の発熱患者など入院の必要がなく休日・夜間の時間外に自力での受診が可能な比較的軽症の患者
第二次救急医療機関	精神科救急を含む24時間体制の救急病院，病院群輪番制[*1]病院及び有床診療所[*2]	手術や入院が必要だが，ただちに命には別状ない，ある程度の重症患者
第三次救急医療機関	救命救急センター	心肺停止，大やけど，脳卒中など「生命の危険に瀕している状況」の重篤な身体状況の管理が最優先される患者

＊1 病院群輪番制：地域ごとに休日や夜間に対応できる病院が日を決めて順番に担当するしくみ
＊2 有床診療所：入院治療のできる診療所でベット数が19以下のもの

4 ドクターカー，ドクターヘリ

救急隊員や救急救命士が行うことができる処置の範囲は拡充されてきていますが，医療行為の制約がない医師には及びません。医師が，救急現場に直接行くことによって，その場で迅速に高度な治療を行うことができます。

そのため，近年では医療機関から，直接救急現場に出動するドクターカーやドクターヘリの運用が増加しています（図5）。

図5 ドクターカーとドクターヘリ

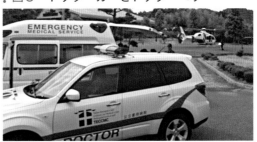

救急車を呼んだら，準備しよう

1．救急車の来そうなところまで案内に出る

　応急手当をしている人以外にも，人出がある場合には，外に出て，救急車の来そうなところまで，案内に出ることができると，救急車の到着が早くなります。

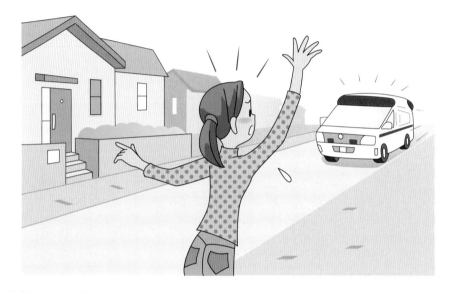

2．用意しておくもの

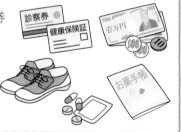

＊健康保険証や診察券
＊お金
＊靴
＊普段飲んでいる薬
＊お薬手帳

乳幼児の場合

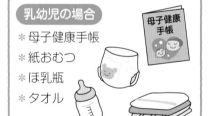

＊母子健康手帳
＊紙おむつ
＊ほ乳瓶
＊タオル

3．救急隊員に伝えること

＊事故や具合が悪くなった状況
＊救急隊が到着するまでの変化
＊行った応急手当の内容
＊具合が悪い人の情報
　（持病，かかりつけの病院やクリニック，普段飲んでいる薬，医師の指示，など。これらは，日ごろからメモにまとめておくと便利です。）

［総務省消防庁：「救急車を上手に使いましょう〜救急車　必要なのはどんなとき〜」より］

いざというときの便利帳

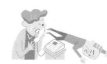

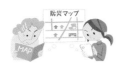
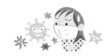
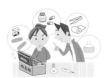

急な病気，けがなどで，
困ったときの相談窓口

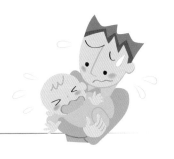

》 休日・夜間の急な子どもの病気のとき

小児救急でんわ相談 #8000（全国共通）

　対処の方法や病院を受診するかどうかの判断に迷ったとき，#8000を押すことで，住んでいる都道府県の相談窓口に自動転送され，小児科医師・看護師から，症状に応じた適切な対処の仕方や受診する病院等のアドバイスを受けることができます。

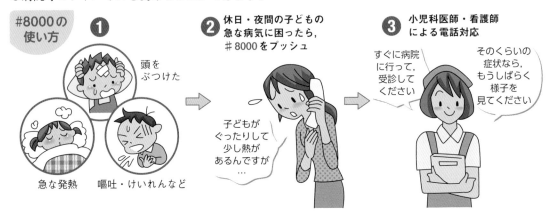

》 救急車を呼ぶか，病院へ行くか迷ったとき

救急相談センター #7119（東京都，大阪府，奈良県，福岡県，札幌市，横浜市）

　#7119を押すと自動音声が流れ，それに基づいて操作することで，症状に基づく緊急性の有無のアドバイス，受診の必要性に関するアドバイス，医療機関案内などを，受けることができます。原則として24時間365日，相談を受け付けていますが，現時点では，使用できる地域が限られており，普及のための取り組みが進められているところです。

　また，健康相談や医薬品情報に関すること，セカンドオピニオンに関すること等の相談はできませんので，注意しましょう。

#7119が使えない地域

　判断に迷ったときに相談できる窓口は，各地域で開設されています（例：埼玉県#7000など）が，それぞれ名称が異なっていたり，相談できる内容に差があったりというように，違いがあります。前もって，住んでいる地域で相談窓口が開設されているかを調べて，電話番号を登録しておきましょう。

》 毒物を摂取したときの問い合わせ

（公財）日本中毒情報センター中毒110番（大阪 072-727-2499，つくば 029-852-9999）

　公益財団法人日本中毒情報センターが，たばこ，家庭用品，医薬品，動植物の毒などによって起こる急性中毒について，365日24時間，無料で情報提供をしています。問い合わせは実際に飲んだり，刺されたりして事故が発生している場合に限られます。

ためらわずに119番通報を
して救急車を呼ぶ症状
［小児（15歳未満）］

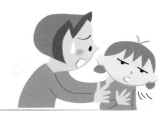

> こんな症状が見られたら，ためらわずに**119番通報**してください！
> 重大な病気やけがの可能性があります。

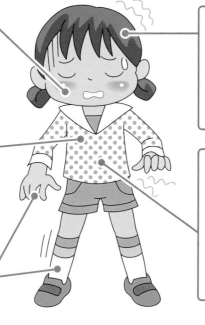

顔
- くちびるの色が紫色で，呼吸が弱い

頭
- 頭を痛がって，けいれんがある
- 頭を強くぶつけて，出血が止まらない，意識がない，けいれんがある

胸
- 激しい咳やゼーゼーして呼吸が苦しく，顔色が悪い

おなか
- 激しい下痢や嘔吐で水分が取れず食欲がなく意識がはっきりしない
- 激しいおなかの痛みで苦しがり，嘔吐が止まらない
- ウンチに血がまじった

手足
- 手足が硬直している

意識の障害
- 意識がない（返事がない）またはおかしい（もうろうとしている）

じんましん
- 虫に刺されて，全身にじんましんが出て，顔色が悪くなった

生まれて3ヶ月未満の乳児
- 乳児の様子がおかしい

けいれん
- けいれんが止まらない
- けいれんが止まっても，意識が戻らない

やけど
- 痛みのひどいやけど広範囲のやけど

飲み込み
- 変なものを飲み込んで，意識がない

事故
- 交通事故にあった（強い衝撃を受けた）
- 水に溺れている
- 高所から転落

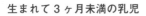

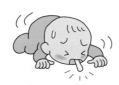

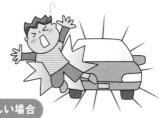

> そのほか，いつもと違う場合，様子がおかしい場合

［総務省消防庁：「救急車を上手に使いましょう〜救急車 必要なのはどんなとき？〜」より］

付録

いざというときの便利帳

ためらわずに119番通報をして救急車を呼ぶ症状

［高齢者］

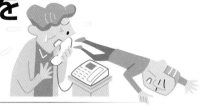

こんな症状が見られたら，ためらわずに**119番通報**してください！
重大な病気やけがの可能性があります。

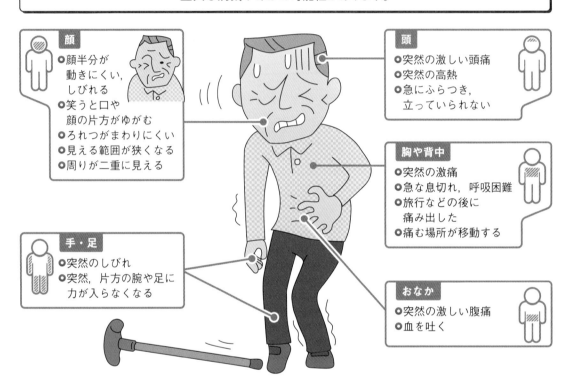

顔
- 顔半分が動きにくい，しびれる
- 笑うと口や顔の片方がゆがむ
- ろれつがまわりにくい
- 見える範囲が狭くなる
- 周りが二重に見える

頭
- 突然の激しい頭痛
- 突然の高熱
- 急にふらつき，立っていられない

胸や背中
- 突然の激痛
- 急な息切れ，呼吸困難
- 旅行などの後に痛み出した
- 痛む場所が移動する

手・足
- 突然のしびれ
- 突然，片方の腕や足に力が入らなくなる

おなか
- 突然の激しい腹痛
- 血を吐く

意識の障害
- 意識がない（返事がない）またはおかしい（もうろうとしている）

けいれん
- けいれんが止まらない

けが・やけど
- 大量の出血を伴うけが
- 広範囲のやけど

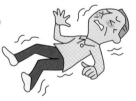

吐き気
- 冷や汗を伴うような強い吐き気

飲み込み
- 物をのどに詰まらせた

事故
- 交通事故や転落，転倒で強い衝撃を受けた

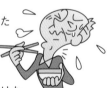

そのほか，いつもと違う場合，様子がおかしい場合
高齢者は自覚症状が出にくい場合もあるので注意しましょう。

迷ったら **「かかりつけ医」** に相談しましょう！

［総務省消防庁：「平成28年度 救急業務のあり方に関する検討会報告書」より］

家庭内の事故予防チェック

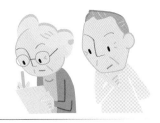

＼実は多い家の中にある危険な場所／
こんな事故が多く起きています。**事故予防チェック！**

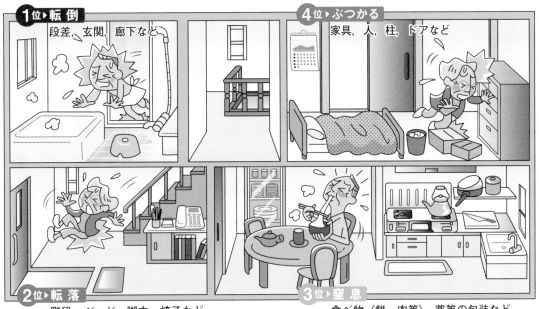

1位▶転倒 段差，玄関，廊下など

4位▶ぶつかる 家具，人，柱，ドアなど

2位▶転落 階段，ベッド，脚立，椅子など

3位▶窒息 食べ物（餅・肉等），薬等の包装など

事故の原因を知って対策をしましょう！

1位▶転倒 段差，玄関，廊下など

- 段差につまずかないよう気をつけましょう。
- 転倒を防ぐために整理整頓を心がけましょう。
- 階段，廊下，玄関，浴室など滑り止め対策を。

4位▶ぶつかる 家具，人，柱，ドアなど

- 慌てず，周りをよく見て行動しましょう。
- 通路などに物を置かないようにしましょう。
- 暗いところは十分な明るさを確保しましょう。

2位▶転落 階段，ベッド，脚立，椅子など

- 階段などには手すりを配置しましょう。
- ベッドにも転落防止の柵をつけましょう。
- 脚立などを使用して作業をするときは補助者に支えてもらいましょう。

3位▶窒息 食べ物（餅・肉等），薬等の包装など

- 細かく調理。ゆっくりよく噛むことで窒息予防。
- お茶などの水分を取りながら食事をしましょう。
- 急に話しかけて，慌てさせないように気をつけましょう。

事故を防ぐために

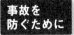

- 事故防止にはご家族などの協力も大変重要です
- 熱中症対策には，早めの水分補給を心がけましょう

※順位は発生事例の多い順です。

参考資料「東京消防庁 救急搬送データからみる日常生活事故の実態」

［総務省消防庁：「平成28年度 救急業務のあり方に関する検討会報告書」より］

災害時の緊急連絡の手段

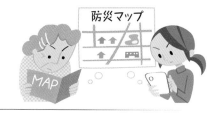

災害時には，通常の連絡手段が使用できなくなる可能性があるため，いざというときの連絡手段を，前もって家族で話し合っておくとよいでしょう。

» 災害用伝言ダイヤル（171）

地震，噴火などの災害時に，安否等の情報を音声で登録・確認できるサービス。災害の発生で被災地への通信が増加してつながりにくくなった場合に，開始されます。

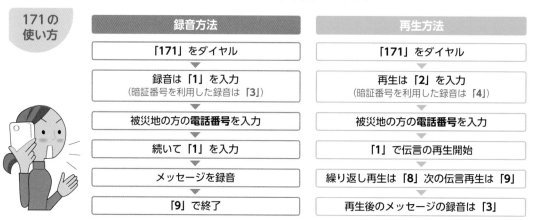

171の使い方	録音方法	再生方法
	「171」をダイヤル	「171」をダイヤル
	録音は「1」を入力（暗証番号を利用した録音は「3」）	再生は「2」を入力（暗証番号を利用した録音は「4」）
	被災地の方の**電話番号**を入力	被災地の方の**電話番号**を入力
	続いて「1」を入力	「1」で伝言の再生開始
	メッセージを録音	繰り返し再生は「8」次の伝言再生は「9」
	「9」で終了	再生後のメッセージの録音は「3」

事前に練習をしておく
無料の体験日があるので，事前に練習をしておきましょう。
・毎月1日と15日（00:00～24:00）・正月三が日（1月1日00:00～3日24:00）
・防災週間（8月30日9:00～9月5日17:00）
・防災とボランティア週間（1月15日9:00～1月21日17:00）

web171（災害用伝言板）
インターネットを通じて伝言を登録でき，どこからでも読むことができます。
https://www.web171.jp/にアクセスし，画面に従って利用します。

» SNS（ソーシャル・ネットワーキング・サービス）

電話の通話やメールの送受信に規制がかかったとき，SNSは心強い連絡手段となります。TwitterやFacebookのアカウントを持ち，災害時の連絡手段を増やしておくとよいでしょう。

» 安否情報まとめて検索「J-anpi」

パソコンやスマートフォン，携帯電話などからhttp://anpi.jp/topにアクセスし，電話番号または名前を入力すると，各社の災害用伝言板や，報道機関，企業団体が提供する安否情報を一括で検索・確認できます。

特に注意すべき感染症の予防
[インフルエンザ, ノロウイルスによる感染性胃腸炎]

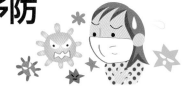

》 インフルエンザ

感染してしまったら

　インフルエンザは，咳をしたときに飛び散る目に見えない細かなつばで，近くの人にうつります。比較的急速に38℃以上の発熱があり，咳やのどの痛み，全身の倦怠感や関節の痛みなどがある場合は感染の可能性があるので，必ずマスクをして近くの内科・小児科を早めに受診します。「他の人にうつさない」ことが大事なことなので，人と接するときにもマスクを着用し，看病する側もこまめに手を洗います。熱が下がっても2日程度は人にうつす可能性があるので，熱が下がり症状が治まっても，2日程度は自宅療養しましょう。

感染しないためには

①流行前に予防接種をする（発症可能性の低減と発症後の重症化を防ぐため）。
②外出後は，必ず流水・石けんで手を洗う（アルコールを含む消毒液での消毒も効果的）。
③栄養と睡眠を十分にとり，抵抗力を高めておく。

> 高齢者，子ども，妊婦，持病（慢性閉塞性肺疾患，喘息，慢性心疾患，糖尿病など）のある人は症状が重くなりやすいので，主治医に相談の上，予防接種を受けるとよい。

》 ノロウイルスによる感染性胃腸炎

感染してしまったら

　感染後1～2日で発症し，吐き気，嘔吐，下痢，腹痛などの症状が出ます。発熱しても高熱にはならず，症状が1～2日続いた後，自然に回復します。また，発症しないことや軽い風邪のような症状ですむ場合もありますが，ふん便には発症者と同程度のウイルスが潜んでいますので，注意が必要です。

感染しないためには

　ノロウイルスは，感染力のとても強いウイルスです。
①帰宅時や調理前，食事前，トイレの後に，流水・石けんによる手洗いをしっかりしよう。
②食品，特に貝類（牡蠣，シジミ，アサリなどの二枚貝）は中心部までしっかり加熱を。
③キッチンや調理器具の消毒をしよう→特に二枚貝などの調理には，専用の調理器具を用いるか使用のたびに熱湯消毒をするとよいでしょう。
④頻繁に手で触れるものを清潔に→ドアノブ，手すり，トイレ，イスなど，家族みんなで使用するものは，アルコールで消毒するのがお勧めです。

> 感染を広げないために　感染者のふん便や吐物の処理を誤ると，二次感染につながる。ノロウイルスは乾燥すると容易に空中に漂い，口に入ることがあるので，乾燥前に手早く処理する。
> ①使い捨てのマスクやガウン，手袋等をつけ，ペーパータオル等で静かに拭き取った後，塩素系漂白剤で拭く。拭き取った吐物や手袋等はビニール袋に密閉して廃棄（できれば，うすめた塩素系漂白剤に浸す）。
> ②感染者が使用したもの（食器，カーテン，衣類，ドアノブ等）は，別で洗浄・消毒（塩素系漂白剤）。

あると便利な救急箱

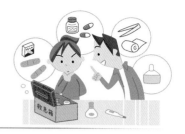

「転んでひざを擦りむいた」「なんだか風邪っぽいかも」「トゲが刺さった」というように，日常生活の中で，いつ起こるかわからない状況に備え，救急箱を準備しておくと便利です。

救急箱の中には，薬，救急材料，用具類を入れておきましょう。

常備しておきたい薬

薬の種類	購入記録（名称と購入日）
消毒薬	
傷用薬（軟膏）	
虫刺され・湿疹用軟膏	
目薬	
風邪薬	
胃腸薬	
その他，体調に応じた常備薬 （頭痛薬，腹痛薬，便秘薬など）	

常備しておきたい救急材料

救急材料の種類	用途	購入記録（新しく購入した日）
ガーゼ（清潔なタオル大の布）	軽い出血の際の止血など	
滅菌ガーゼ	きず口の保護	
ガーゼ止め用テープ	滅菌ガーゼを止めるテープ	
絆創膏	小さなきずの保護	
包帯（伸縮包帯）	きずの保護，止血など	

常備しておきたい用具類

はさみ	爪切り	安全ピン	ピンセット	毛抜き
懐中電灯（ペンライト）	保冷枕（冷蔵庫に保存）	体温計	水枕	綿棒

管理のポイント

❶ 直射日光が当たらない場所，湿気のない涼しい場所，子どもの手の届かない場所に保管する。

❷ 使用した薬びんや箱は，必ず元の場所に戻す。

❸ 年に1度（たとえば防災の日など）中身を点検し，古い物を入れ替え，日付を記入する。

編著者一覧　　　　　　　　　（五十音順　＊は編者　所属は 2023 年 1 月現在）

石見　　拓　京都大学大学院医学研究科社会健康医学専攻
　　　　　　予防医療学分野　教授

加藤　啓一　日本赤十字社医療センター　麻酔科

＊坂本　哲也　帝京大学医学部救急医学講座　教授
　　　　　　帝京大学医学部附属病院　病院長

清水　直樹　聖マリアンナ医科大学小児科学講座　主任教授
　　　　　　福島県立医科大学ふくしま子ども・女性医療支援センター　特任教授

杉田　　学　順天堂大学医学部附属練馬病院　救急・集中治療科　教授

鈴木　　卓　帝京大学医学部附属病院外傷センター　教授

竹内　保男　帝京大学シミュレーション教育研究センター　講師

武田　　聡　東京慈恵会医科大学救急医学講座　主任教授

田邉　晴山　一般財団法人救急振興財団　救急救命東京研修所　教授

三宅　康史　帝京大学医学部救急医学講座　教授
　　　　　　帝京大学医学部附属病院高度救命救急センター　センター長

安田　康晴　広島国際大学保健医療学部救急救命学科　教授

よくわかる みんなの救急—ガイドライン 2020 対応—
ⓒ Tetsuya Sakamoto, 2017, 2023　　　　　　　　NDC492／VIII, 136, 8p／26cm

初版第 1 刷 ——— 2023 年 2 月 20 日

編　者 ———— 坂本哲也
　　　　　　　　さかもとてつや
発行者 ———— 鈴木一行
発行所 ———— 株式会社　大修館書店
　　　　　　　〒 113-8541 東京都文京区湯島 2-1-1
　　　　　　　電話 03-3868-2651（販売部）　03-3868-2297（編集部）
　　　　　　　振替 00190-7-40504
　　　　　　　［出版情報］https://www.taishukan.co.jp

装丁・本文デザイン — CCK ／内藤惠子
印 刷 所 ——— 広研印刷
製 本 所 ——— 難波製本

ISBN978-4-469-26950-5　Printed in Japan